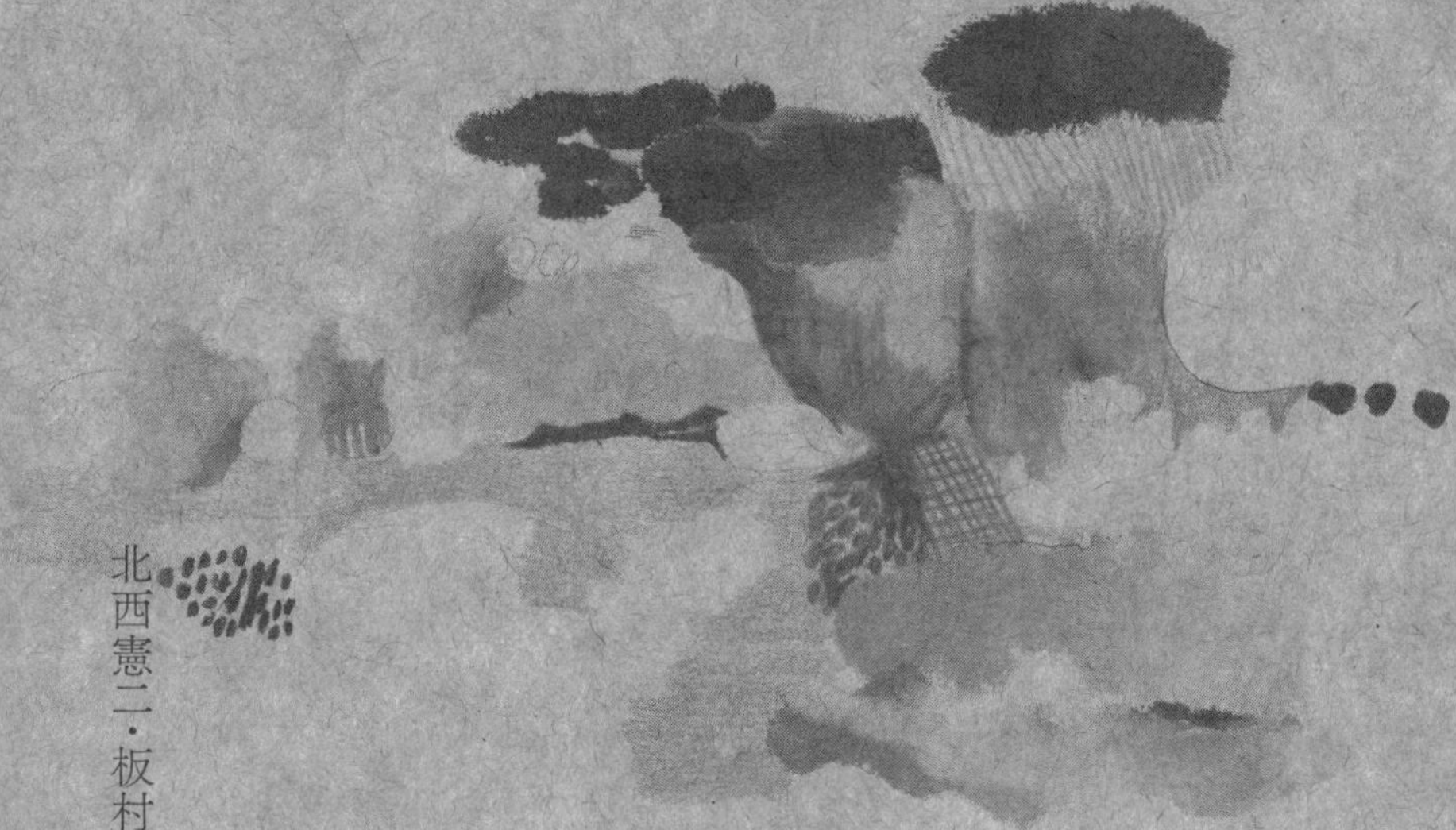

がんという病と生きる

森田療法による不安からの回復

北西憲二・板村論子［著］

白揚社

がんという病と生きる——目次

はじめに

本書は、主に中間期のがん患者を対象に、私たちが7年以上にわたり行ってきた精神療法に基づくグループワークの体験をもとに書かれている。ここで言う「中間期」とは、初期治療を終えて病態が安定している時期を指すが、完治を断言できないがんという病の性質上、この時期は再発や転移の不安が生じやすい。しかしながら日本において、そうした不安に対して十分な心理的サポートを受けられる機会は多いとは言い難く、中間期のがん患者に対する精神療法は、終末医療とは異なり、経験も理解も不足しているのが現状である。

がん患者に対する精神療法についてはたくさんの書籍が刊行されているが、多くは欧米からの翻訳であり、その実践に関しても、欧米のやり方に準じている場合が少なくない。欧米モデルの導入が、医療従事者に、がん患者に対する精神療法の必要性を喚起した点は、大いに評価されるべきである。しかしそのようなモデルが、文化的背景の異なる日本においても実際に有効か否かは、批判的に考えてみる必要があろう。がんと切り離すことのできない生と死の問題が、文化的・社会的影響を色濃く反映するのだとすれば、なおさらである。

本書では、あまり顧みられることのない中間期のがん患者に対する精神療法として、森田療法が有効であることを論じていくが、日本で誕生し、東洋の知恵を盛り込んだこの精神療法であれば、文化的背景に関する先の問題にも答えを見いだせるのではないかと考えている。

がんという病は、患者をつらい経験でゆさぶる。のちに詳しく述べるが、そうした経験は、不安、恐怖、抑うつなどの心理的なものに留まらない。対人的、社会的な経験を変質させることで、さらに患者を苦しめるのである。同時にがん患者は、医療従事者との関係にも苦慮し、時に傷つき、不安や恐怖を増大させることがある。多くの場合、医療従事者、とくに医師は、がんを臓器の病として捉えているため、患者の苦悩に対して関心が薄く、気づいたとしてもさほど注意を払わないからである。あるいは、患者の不安をどう理解して対応すべきかがわからないのかもしれない。同じことは、患者自身やその家族にも言えるであろう。

がんはまた、患者を自分の生き方そのものに直面させる病でもある。がん患者は否応なしに、今までの人生とは何だったのか、これまでの生き方はどうだったのか、という問題を考えざるをえなくなる。自己の存在に関わる問いかけは、がん患者の精神療法には必須の視点であり、こうした実存的な問題を患者と共に考えていく過程で、森田療法のもつ知恵がさらに引き出される可能性があると思われる。

がん患者に対する精神療法は、これまでいくつも提唱されてきたが、その多くがコントロールモデルである。すなわち、病がもたらす不安、抑うつなどをコントロールすることに焦点が当てられてきた。一方、本書で見る森田療法に基づくモデルでは、そうした方法論を捨て、まったく新しい発想を採用する。つまり、がんをたんなる臓器の病ではなく、患者の生き方の問題として捉える視点である。そこには、今までの生き方にはどこか無理があって、より自然な生き方への転換が求められていると理解することも含まれる。こうした認識をすることによって、患者にやがて、がんと共存し、苦悩をありのままに受け入れる態度が生まれ、自分がもつ生きる欲望を素直に感じられるようになる。それと同時に、その人固有の生き方への転換が準備され、結果として、本来もっている自己治癒能力が引き出されるのではないかとも考えられる。

このように本書では、中間期のがん患者に対する森田療法の有効性を見ていくが、実はもうひとつ重要なテーマがある。生と死をめぐる問題である。

がんは、再発、転移という言葉と切り離すことができない。私たちは、7年余のグループワークの間に3人の患者の生と死に深く関わった。うち1人は、死の2ヵ月前までグループワークに参加し、メンバーに支えられ、その絆のなかで亡くなっていった。他の2人には、グループワークに引き続き、個別の精神療法を行った。この過程で私たち治療者は、死に向かいつつある患者に寄り添い、ありのままにその存在を受け入れていった。

3人の患者は、ゆれながら生き、そして亡くなった。私たちは、その生と死に寄り添いながら、

「それでよいのだ」「それこそが大切だ」と考えた。それと同時に、こうした心理的サポートの過程においては、死に向かいつつある人たちのありようを、何の解釈もせずに、ただ寄り添いながら、ありのままに受け入れることが、治療者の姿勢として不可欠であろうと結論づけた。そしてそれを可能とするのが治療者の死生観であり、その死生観を支えてくれるものこそが森田療法の知恵であったのである。

ここで、本書の構成を紹介しておく。

1章ではまず、がん患者に対する精神療法として森田療法が有効だと考える理由を説明し、その後、実際に治療の場で実践され、効果を上げた事例をいくつか見ていく。また欧米で誕生したさまざまな精神療法の特徴を概観し、森田療法との違いを浮き彫りにする。

2章では、本書執筆のきっかけとなった精神療法に基づくグループワークについて述べる。前半は理論について、後半は実際にグループワークで語られたメンバーの苦悩と生き方の転換に焦点を絞って記述する。

3章では、11人のがんサバイバーに対する聞き取り調査の結果をまとめ、がんによって人生の危機を経験し、そこから新しい生き方をつかんでいったプロセスを報告する。この報告からは、病の意味を捉えなおし、生き方を転換していくことが、がん患者の援助に必要な視点であることが示されるであろう。

4章では、グループワークと個人面談を通して見つめた、3人のがん患者の生と死について述べる。本書は、生きる欲望が強ければ死への恐怖もまた強くなるという視点に立っているが、人間はそうした欲望と恐怖の間でゆれながら生き、死んでいく。3人の患者たちの生のあり方は、死を迎えるプロセスと直接つながり、連続的なものであると思われた。

5章では、がんの経験と切り離すことができない死生観について考察する。現代医療が臓器の病としてがんを捉え、病を抱える患者の苦悩に注意を向けない点を論じ、その現状を乗り越えるには、森田療法に基づく自己のあり方を理解するのが有効であることを示そうと思う。また、森田正馬本人の生き様、死に様についても振り返る。

本書は、実際にがんを経験した人やその家族から、がん患者の治療に携わる医療従事者まで、幅広い読者を想定している。また生と死という問題を扱う以上、どうしても実存的内容に触れざるをえない。したがって死生観や実存的省察にも踏み込んでいるが、患者本人や家族など、まず実際的なことを知りたいと思われる読者は、2章と3章の事例から読まれた方が理解が深まることと思う。

一人でも多くの読者に本書が役立つことを願ってやまない。

最後に、聞き取り調査に協力していただき、学会等でさまざまな有益なコメントをしていただいた伊丹仁朗先生に、この場を借りて感謝の意を捧げます。

また、がん患者のグループワークの実践について、その機会を与えていただき、協力していただいた帯津良一先生と帯津三敬塾クリニックのスタッフの皆さんにも、心から感謝いたします。

そして、聞き取り調査に協力してもらった人たち、またこのグループワークに参加してもらったメンバーにも感謝したいと思います。そこでは私たちがむしろ学ぶことが多かったように感じています。

北西憲二

1　がんと森田療法

森田療法の可能性

なぜそれが有効なのか

「がん」と「森田療法」という取り合わせを奇異に思われる方もいるかもしれない。なぜなら森田療法という精神療法は、これまで一般的に、神経症性障害（神経質）に対するものと理解されてきたからである。しかし私たちは、この精神療法が、がん患者に対しても有効ではないかと考えるに至った。それには以下の2つの理由がある。

ひとつには、心療内科医の伊丹仁朗《いたみじんろう》による「生きがい療法」の存在が挙げられる。生きがい療法とは、森田療法をがん患者に適用した療法としては先駆的なもので、のちに詳しく見るが、「自分が自分の主治医のつもりでがんと闘う」「今日一日の生きる目標に打ち込む」など5つの生活指針を基本としている。また、生きがい療法を学ぶための自助グループもつくられ、「生きがい療法運動」とでも言うべき大きな流れとなって、多くの成果を挙げてきた。

私たちは、がんをきっかけに「生きがい療法運動」に参加して、自分自身の生き方を変えていった人たちの聞き取り調査を行い、その結果として、森田療法に基づいたがん患者への心理的サポートの可能性を確信できた。がんサバイバーたちが示した苦悩のあり方と、そこからの回復プロセス、生き方の転換は、森田療法における苦悩からの回復にそのまま重なっていたからである。

もうひとつの理由は、がん患者への心理的サポートに、森田療法の治療原理がそのまま応用できると考えたことである。森田療法を創始した森田正馬《もりたしょうま》（１８７４－１９３８）は、幼少の頃から死の恐怖にとらわれていた。その彼が自分の精神療法のテーマに置いたのは、まさにその死の恐怖をいかに乗り越えるかであり、最終的には「死の恐怖」と「生の欲望」という基本的な考え方にたどり着いた。「死が怖い」のは「生きたい」からであり、この2つは同じものの異なる表現である。

森田は晩年に、死の恐怖は受け入れざるをえない、生の欲望にはしがみつかざるをえない、という理解に達した。苦悩の解決には、死の恐怖をそのまま受け入れていくこと、生の欲望を発揮していくことが必要であると考えたのである。死の恐怖を受容するには、人生の苦難・苦悩は自分の思い通りにはならないこと、つまり「人間の限界」を受け入れることが必要になる。そして、そう認識したときに、私たちは生の欲望に気がつく。この苦難・苦悩とは、私たちの人生の苦悩＝生老病死なのである。

このような理解は、神経症性障害や人生のさまざまな苦難に対して森田療法が提示する解決法であるが、これはそのまま、苦悩するがん患者の援助に結びついていくと考えられる。

ニューヨークからの報告

ニューヨーク州にあるスローン・ケタリング記念病院は、がん治療で知られ、サイコオンコロジー（精神腫瘍学）が誕生した病院でもある。そこで、「オンコロジー・ソーシャルワーカー」として、重篤ながん患者に対し精神療法を行っているジーン・リーベンバーグは、32歳の進行性乳がん患者エイヴァについて報告している(1)。

あるとき、エイヴァは主治医から免疫力を高めるためにイメージ療法を受けるよう勧められ、リーベンバーグと面会した。最初の面談で、エイヴァは涙を流して次のように訴えたという。

私はこれ以上何もできません。月曜日には腫瘍医に訪れ、火曜日にはヨガクラス、水曜日には乳がんのサポートグループに参加して、木曜日にはマッサージに通っているのです。鍼治療に週3回通い、そして1日3回ハーブを飲んでいます。さらに1日2回瞑想をして、そのうえ1日2回リラクゼーションの練習もしているのですよ。なのに、イメージ療法までやれというのですか？　いったい私はいつ生きていると言えるのでしょう？

乳がん治療を始めてから3年間、エイヴァは症状の緩和に意識を集中させてきた。栄養士が勧めるものを食べ、医師のアドバイスに従い、楽観的でいることが免疫力を高めるとセルフヘルプ本に書いてあれば、その通りにしてきた。

エイヴァの怒りを目の当たりにしたリーベンバーグは、この患者は、真の生きる欲望や、いきいきとした感情との関係を失っているようだと感じた。そこで彼女は、エイヴァに対して緩やかな臥《が》褥《じょく》を1週間だけ試みるよう伝えるとともに、(2)森田療法を行うことにした。それまで続けていた心身のエクササイズから離れ、代わりに、本当の自己を見つけるヒントを探してもらうことにしたのだ。

エイヴァには、いつ疲れを感じるか、朝目覚めたときどのような考えが頭をよぎるか、そうした考えに身を委ねるとどうなるか、といったことを毎日電話で話してもらった。途中、従来の治療法を中断したことで安堵や不安を覚えながらも、彼女は次第に自身の自然な好奇心や素直な生の欲望に従って生活を送るようになった。

ある日、エイヴァは梨のケーキのレシピを見つけ、実際に焼いてみることにした。この出来事を彼女は「ここ数年で初めての気まぐれでした」と振り返っている（「〜したい」という素直な気持ちに従って行動したことだろうと思われる）。「生きることの意味がわかってきたようです。うまく言葉にできないけれど、それは自発性のような何かです」

リーベンバーグのこの報告は、1990年代から現在までのアメリカにおけるサイコオンコロジーの現状をよく示しているように思われる。治療技術の向上により、当時の患者は「がんによって死亡する」よりも、「がんと共に生きる」ことに直面するようになっていた。しかし現実には、大半の人はがんと診断されたとき、治療が功を奏さずに死を迎えるか、完治して発病前の生活に戻るかの、いずれかの展望しかもてずにいたのである。そのため、がんと共に生きること、つまり完全に健康ではないが末期病状にあるわけでもない、「あいまいさ」のなかで生きることに伴う不安は看過されていた。

リーベンバーグも批判的に紹介しているが、当時のアメリカにおけるサイコオンコロジーのプログラムは、治療の焦点を「死の恐怖」のみに当て、洞察指向的精神療法あるいは認知行動療法を行っていた。しかし、実際にはあまり効果が見られなかったようだ。先に紹介したエイヴァの例からも、がん患者が躍起になってがんと闘い、自分を見失っている様子が見てとれる。

欧米モデルのサイコオンコロジーとそれに基づく精神療法的介入は、あまりに「生の医学」に偏りすぎていたのである。そこでは、人間の生きる意味とは何か、あるいは病の意味とは何かという問いがなく、病との共存、病の受容という視点にも欠けていた。

リーベンバーグは、そうした療法よりも、森田療法に基づく治療法の方が、がん患者に対して有効であろうと指摘する。また、完全に健康でもなく病気でもない両義的存在を生きることは、慢性のがんと共に生きる上でも重要だ、とも述べている。医師が診断する病の程度と患者が実際に経験している病の程度の間には、しばしば乖離《かいり》が存在する。森田療法に基づいた治療は、本当の意味で患者を健康的にしたとリーベンバーグは結んでいる。

がん患者に対する精神療法の現状

見放される中間期のがん患者

今や日本人の2人に1人ががんになり、4人に1人ががんで亡くなる時代である。その一方で、がん患者の生存率は、ひと昔前に比べてはるかに高くなっている。

これは現代医学の勝利であろうか。

がん治療は一筋縄ではいかず、その経過は波乱に富んだもので、また個人差も大きい。そのため、生存率が上がり病後の時間が長くなったことで、がんとどのように共存していくかという課題が、患者とその家族、そして医療者に突きつけられることになった。先に紹介したエイヴァのエピソードは、そうした課題に森田療法的アプローチで取り組んだ例と言えよう。

生存率の上昇が現代医療の勝利だと単純に断じることができないのは、この領域である。生きがい療法の提唱者である伊丹仁朗は、現在のがん治療が「キセル型」であると指摘している。(3)キセルとは喫煙具の一種で、細長い竹筒の両端に短い金属がはめ込まれており、その先端にきざみタバコを詰めて、他方の吸い口で煙を吸うものである。

がんが発症した場合、まず初期治療として、外科手術、放射線治療、抗がん剤による化学療法などの集中治療が行われる。その後はたいてい経過観察が中心となり、のちに再発や転移した人は、いずれ緩和医療やホスピスケアなどの終末医療の対象となる。伊丹が警鐘を鳴らしているのは、初期治療と終末医療ばかりが注目され、その間をつなぐ竹筒、つまり「中間期」の治療が等閑視されている点である。

さらに伊丹は、このキセルは二段式になっている、すなわち、中間期の治療には「再発予防期」と「再発治療期」があると指摘する。再発予防期には、治療はほとんど行われない。一方、再発治療期には、多くの場合その治療効果に限界があり、症状は悪化していく。この時期には、痛みをはじめさまざまな全身症状があらわれるばかりでなく、精神症状、自分の存在や死、家族との関係などをめぐって苦悩することがよくある。がんの進行の程度、心身の状態、患者を囲む家族や社会的状況によっても異なるが、そのような苦悩は実際には再発予防期でも大なり小なり起こりうるものであり、そのとき患者の存在そのものがゆさぶられるのである。いわゆる「がん難民」とは、この再発予防期と再発治療期からなる、中間期の治療の途上にある患者を指す。

「はじめに」でも触れた通り、本書が主な対象としているのは、この中間期にあって存在をゆさぶられているがん患者たちである。その苦悩のあり方については、次章以降で述べることにする。

欧米モデルとその問題点

改めて指摘するまでもなく、がんは第一に身体のある器官の病であるが、特定の器官、つまり「部分」に注目するばかりでは、病の本質を見落とすであろう。看護師、ソーシャルワーカー、医師であり、ホスピス運動の中心的役割を果たしたシシリー・ソンダースによって、がん患者の苦痛は、たんに症状レベルであらわれる身体的なものに留まらず、心理的苦痛、社会的苦痛、スピリチュアルペイン（霊的／実存的苦痛）といった、さまざまな側面をもつと指摘されている。[4] ソンダースは、がん患者を取り巻くこうした多様な苦痛を総称して、トータルペイン（全人的苦痛）と呼んだ。

このソンダースの理解は、森田療法が問うものと深く関係している。森田療法では、自己の存在に対する自己の態度を問い、[5] そこでの生き方を探求する。それはがんという病をもった自己への態度として、どのような苦悩がもたらされ、どのような生き方が模索されていくのか、という問いでもある。

がん患者は、どのような実存的な苦悩を感じているのか。その苦悩に対して、患者自身はどう対処し、周囲はどうサポートしているのか。病がもたらす苦悩は、がん患者をどのような心理的境地にいざなうのか。このような問題に関しても、十分検討されているとは言い難い。

またスピリチュアルペインという概念は、キリスト教的思想から発生したものであるため、それがそのまま日本および東洋文化における実存的苦悩に当てはまるものであるかどうかも検討する必要があろう。

現在の医療では、検査をしてがんと診断されると、まず、がんそのものに対する初期治療と症状緩和が目標となり、その後、失われた機能の改善やＱＯＬ（生活の質）向上のためのリハビリテーションが行われる。それに加えて近年では、心身領域に対するさまざまな働きかけがなされるようになり、また検査、診断、治療の流れのなかでの心理学的評価やサポートの必要性が認識され始めている。

こうしたことはみな、1977年に誕生したサイコオンコロジーの領域である。サイコオンコロジーは、精神医学や心理学のみならず、免疫学、内分泌学、脳科学、社会学、倫理学などの多くの学問分野を含んでおり、心や行動ががんに及ぼす影響を明らかにすることで、QOLの向上、がんの罹患や生存率の改善を目指す。[6] いわゆる「欧米モデル」とは、このサイコオンコロジーのことであり、日本のがん治療の現場にも積極的に導入・実践されつつある。

欧米モデルに基づいて行われるがん患者の心のケアには、(1)心理学的ケア、(2)社会的支援・経済的支援・介護支援、(3)精神医学的ケア、(4)身体的ケアなどが挙げられる。心理学的ケアとしてはさらに、支持的精神療法、危機介入と共に、認知行動療法を中心とした精神療法があり、進行終末期の意味の喪失を標的に、ナラティヴ療法、意味中心グループ療法、尊厳療法などが存在する。

しかし繰り返すように、潜在的、あるいは顕在的にも死の恐怖に圧倒され、自己の存在がゆさぶられているがん患者に、欧米モデルの精神療法的介入がどの程度有効なのかはいまだ不明瞭である。5章でも述べるが、それらは死生観や文化社会的状況にも深く関連しているからである。これと同じことは、言うまでもなく、終末期のスピリチュアルケアにも該当しよう。そこには固有な文化での死生観、宗教、個々人の生きてきた歴史、とりわけ喪失体験と深く関連する。

森田療法の位置づけ

森田療法の介入の原則は、患者に対し、症状とそれにまつわる苦悩をありのままに受け入れられるよう援助しながら、他方で、本来の生きる力を現実生活で発揮できるよう促していくことである。治療のプロセスは、症状受容から、自己受容、現実受容へと進んでいく。

こうした治療法は、精神療法の世界においてどのように位置づけられるであろうか。森田療法と類似しているものとして挙げられるのが、ロゴテラピーである。ロゴテラピーとは意味中心療法とも訳されるもので、西欧的な思考方法、つまり心身二元論に基づいた「精神的なものからの心理療法」である。この心理療法は、精神的なものの意識化、つまり、意志の自由、意味への意志、人生の意味などを含む、生命および人生の意味に対する問いかけのことで、そのままがん患者の精神療法に結びついていく可能性があろう。

ロゴテラピーの創始者である精神科医ヴィクトール・フランクルは、『夜と霧』によってよく知られている。フランクルによると、生命の意味に関する問題を論じるときには、創造価値、体験価値、態度価値という3つの可能な価値のカテゴリーがあるという(7)。創造価値は行動によって実現化され、体験価値は世界(自然、芸術)の受動的な変容によって自我の中に実現化される。態度価値は、変化しえないもの、運命的なものを、そのまま受け入れざるをえないような場合に実現化される。

この3つの価値が具体的にどう実現化されるかについて、フランクルは重篤な脊髄腫瘍のために入院していた青年を例に述べている。この青年は、からだの麻痺によって職業的な活動が不可能になっていたため、創造価値は実現化できなかった。しかし体験価値の世界は開かれていた。すなわち、他の患者との会話、良書を読むこと、ラジオで音楽を聴くことが残されていたわけだが、じきにそれも不可能になり、そのことが彼を態度価値に向かわせた。

死の前日に……彼はそれを予見したのであるが……彼は当直の医師が彼に適時にモルヒネの注射をすることを委託されているのを知った。さてこの患者はその時何をしたであろうか。この医師が午後の回診に来た時に患者は注射をすでに夕方にしてくれるように頼んだ……医師が彼のために夜起されなくてもよいためであった。

ここに私たちは、死に直面しているが、きわめて意志的な人間像を見ることができる。フランクルの理解では、精神とは、心や体より高位であり、自律、自由、責任、独自性を担う存在である。これに基づいた緩和治療における意味中心のグループ心理療法も提唱されている(8)。そうしたグループ療法での患者の死の迎え方は、キリスト教という限定された文化圏内で望ましいとされる形の死に方であろうが、それがそのまま私たちの文化圏に当てはまるのであろうか。そのようなものを求めると、私たち自身がそうあらねばならないという新たな苦悩がもたらされるのではないか、という率直な疑問もわく。はたして、個人の自立性と精神の優位性を前提にした西欧の実存分析、ロゴテラピーは、日本に暮らす私たちにとって、がんの精神療法としてどの程度有効であるのか。この問題についてはさらに検討が必要となろう。またそれと同時に、私たちの文化圏でのあるがままの生き方や、あるがままの死に方とはどのようなものか、という疑問についても考えなくてはならない。

ユング派で内科医の岸本寛史《きしもとのりふみ》は、心理療法について、病の原因の除去でもなく、その受容でもなく、「発見的」に進むものであると述べている。(9) そして、がんの心理療法において「病の意味」を問うという視点の重要性を指摘している。「発見的」「病の意味」といった言葉の定義は、それぞれの学派で異なるところであろうが、がんの精神療法において「発見的であること」ならびに「病の意味を問うこと」は重要であると思われる。

がんの精神療法について森田療法の視点から検討してみると、2つの方向が見えてくる。

ひとつは、病の原因を探求し、仮定された原因を取り除くことを目標に治療を組み立てるという方向である。これはがん治療のなかでも初期治療にあたり、あくなき生の探求がなされる。つまり「生の医学」の文脈上にあると言えよう。

さらに、その延長線上には症状を標的にした精神療法があり、代表的なものとして認知行動療法がある。また症状緩和のためのさまざまなリハビリテーションやリラクゼーション、イメージ療法なども挙げられる。

もうひとつの方向は、病の受容、共存である。一般に、病の受容はターミナルケアと結びつけられやすいが、それはやや偏った見方であろう。

今や神話化されてしまった感のあるキューブラー・ロスによる「死の受容の過程」では、人は病の衝撃から「否認」「怒り」「取引」「抑うつ」「受容」という段階を踏んで、死の受容に至るとされている。[10] ここには、人はある過程を経て死に至るという暗黙の前提が包含されているように思われる。ロスの仕事は、人生の最終段階を初めて取り上げた画期的研究であることは間違いないが、これが1960年代のアメリカというキリスト教文化の国でなされた点を忘れてはならないだろう。とくに、死の受容はきわめてデリケートな問題であり、当事者の文化社会的状況、死生観、今までの生き方、そこでの喪失体験を反映しているように考えられる。

ロスの「死の受容の過程」では「諦め」という言葉も使われるが、そこには明らかに否定的な意味が含まれている。しかし、日本語の「諦め」には異なるニュアンスがあり、それが病の受容に深く関係している。『岩波古語辞典』によれば、「あきらめ」には、(1)（心の）曇りをなくさせる、(2)明瞭に細かなところまでよく見る、(3)（理に従って）はっきりと認識する、(4)事の筋、事情を明瞭に知らせる、(5)片を付ける、処理する、(6)（諦め）断念する、の6つの意味があるという。

つまり日本語の「諦め」は、物事をありのままに認識すること、執着を切ること、断念することを指すのである。このニュアンスこそが、がん治療において自己の病をありのままに受け入れることと深く関係し、そこからむしろ森田療法で言う生の欲望が浮かび上がってくる。

病の受容をめぐる問題は、ターミナルケアに限らず、がんの中間期においてもきわめて重要である。それは、病を標的にして介入するのではなく、病と共に生きることを目指している。いわば、そこには人間の有限への諦念があるのである。

そして最後に重要になるのが「病の意味」を発見していくという視点である。この視点には、生と死を考えるという意味で、フランクルの実存分析も含まれるだろう。

森田療法において、病の意味とは、患者が病の受容を通して自己の反自然的なあり方に気づき、その修正を通して本来の生き方を見いだすことである。

リーベンバーグが報告したエイヴァを例にとれば、自分の自然な欲望をすべて抑え込みながら過酷な治療に専念していた彼女が、ある時ふと「いったい私はいつ生きていると言えるのでしょう?」と、それまでの不自然な闘病生活に気づき、そこから「梨のケーキ」のエピソードに見られるような自然な生の欲望の発露にそのまま乗っていったときに、彼女は本当の意味で生き始めたのである。

5章で述べるが、晩年の森田正馬はあるがままに生き、あるがままに死んでいった。森田が自分の死に際してとった態度とその過程は、フランクルの態度価値や、キューブラー・ロスの死の受容と大きく異なっていた。

これまでの取り組み

①生きがい療法

がんの森田療法では、伊丹仁朗による先駆的取り組みがある。伊丹は、がん・難治疾患の人たちを対象に、森田療法をベースにした心理学的学習訓練プログラムを開発し、それを「生きがい療法」と命名した。生きがい療法には次のような基本的な5つの生活指針があり、学習ガイドブックに沿った個人学習を基本とし、定期的に学習会なども行っている。

〈5つの指針〉

1　自分が主治医のつもりで、積極的に闘病に取り組むこと
2　今日一日の生きる目標に打ち込むこと
3　人のためになることをすること
4　死の恐怖と共存する方法を訓練すること
5　死を自然の事実として理解し、今できる建設的準備をしておくこと

このように生きがい療法は、きわめて実際的で、学習しやすい内容をもっている。

伊丹は、生きがい療法によって不安とうつから回復した例として、上喉頭がんの再発を繰り返し、自殺企図の経験もある男性患者の例を紹介している。その患者は、耳鼻科の紹介で生きがい療法を

受け始め、妻と共に学習会に定期的に出席。それに伴い1ヵ月ほどで精神状態と生活態度が急速に改善し、その後も手術、放射線療法、化学療法などの目的で2回の入院を経験するが、その際の不安も、以前に比べてはるかに軽く乗り越えたという。男性患者は「不安をそのままにして、建設的な行動をすることによって、心も前向きになることを知ったのが大きかった」と語っている。このように不安をそのまま受け入れながら、日々の建設的な行動に取り組んでいることから、がん患者の不安、死の恐怖の解決に有用であったと伊丹は述べている[11]。

伊丹は近年、社会人の生涯学習として、富士山やアルプス山脈の最高峰モンブランの登山にチャレンジするなど、患者のＱＯＬや自己治癒能力を高める方法に積極的に取り組んでいる。こうした取り組みは統合医療を目指していると言えよう。また伊丹は、緩和医療では、がんの進行を抑えるための積極的治療が行われないという難点があると指摘する。このように、長年にわたって実践されてきた生きがい療法は、現実の日本のがん治療の問題点を鋭くあぶり出しているように思われる。

伊丹は諦めないがん治療として「生きがい療法ユニオン活動」を提唱する。伊丹の取り組みは、がんの統合医療の提言とも言える。この発想は、長年がんの治療に携わってきた医師、帯津《おびつ》良一《りょういち》のがんのホリスティック医学の提唱とも重なるところが多い[12]。

帯津は、独自の死生観を唱え、がんと闘うために心身の領域に働きかける「5つの武器」を勧めている。すなわち、気功、食養生、ホメオパシー、漢方薬、鍼灸がそれであり、相補・代替医療や伝統医学と共に、がんと生きる心のあり方を重視している。

日本で展開されている、がんに対する全人的治療の実践時期は、伊丹の言う「キセルの竹筒」に当たる。この時期の精神療法的接近はきわめて重要で、いずれ迎える終末期にそのままつながっていく。本書で扱う森田療法に基づいたグループワークの対象者は、ほぼ全員この時期の患者である。

②入院森田療法

同様の理解に基づいた、がん患者の不安、抑うつ状態に森田療法を行い、効果を挙げた例を三島森田病院の南條幸弘らが報告している[13]。

そのなかから40代前半の男性患者の例を見てみたい。

この男性患者は早期の胃がんで手術したのち、5年を経てから初めて妻を通してがんであったことを伝えられた。まさか自分ががんであるとは思いもしなかった彼は、妻の告白に衝撃を受け、以来さまざまな身体症状を呈するようになり、さらには「がんが再発するのではないか」という不安から毎年精密検査を受けるようになった。

やがて頸部痛やめまいがあらわれ、会社でも「会議中に倒れるのではないか」と思うようになり、動悸や不安感も出現して、恐れを感じながら毎日を送るようになった。ちょうど同じ頃、姉の夫が44歳で脳腫瘍と診断され、わずか3ヵ月の入院後に急死したことも重なり、自分の死を強く意識するようになる。彼が入院森田療法を受けることに決めたのは、いよいよ不安がつのり、たびたび会社を休むようになったからであった。

入院森田療法では、症状をあるがままに受け入れ、やるべきことをやるという生活態度が徹底された。男性患者の生活態度は次第に積極的になり、やがて退院し、復職を果たした。この例は、がんがもたらす不安や死の恐怖に対して森田療法が有効であったことを示していると言えるだろう。

③神経症性障害とがん

がんを経験すると、不安、抑うつがしばしば引き起こされることが一般に知られている。では、神経症性障害に悩む人が、がんに罹患したらどうであろうか。がんという経験をありのままに受け入れることで、神経症性障害から回復していった2つの事例を紹介したい[14]。

ひとつは、思春期に経験した一過性の社会恐怖が、30代の乳がん体験を経て40代で再燃したが、森田療法を通じて自己のあり方を考え、その限界を受け入れたことにより、神経症性障害が終息した例である。

もうひとつは、先と同様、思春期に経験した一過性の対人恐怖が30代後半で再燃した例。その時点で、森田療法の集団学習会である「生活の発見会[15]」に入会し、症状レベルでは50代後半で改善したものの、60代前半に罹患したがんをきっかけに、長年抱えてきた対人的繊細さを受け入れ、受動的な生き方が修正され、最終的に神経症性障害は終息した。

また2章で述べるが、がんの診断前から神経症性障害に悩んでいた2人の中年女性が、がん罹患後に私たちのグループワークに参加し、病を受け入れ、それと折り合いながら生きていく経験を通じて、神経症性障害から回復した例もある。

これらの事例はいずれも、森田療法を学ぶことによって、あるいは森田療法に基づく治療的介入によって、がんという病を受け入れ、それ以前から存在していた神経症的な問題を乗り越えたものである。そしてそうすることで、患者たちは新しい生き方をつかむことが可能となった。

このように、がんをはじめとする病の体験は人生の喪失体験ではあるが、同時に、以前より抱えていた不安障害からの回復を促すという一面も見られる。それらのプロセスについては、2章と付録で詳しく述べていくことにする。

ここで紹介した事実は、がん患者、とりわけ病との共生を求められる中間期の患者に対する精神療法およびスピリチュアルケアとしての森田療法の可能性を示唆している。

＊＊＊

さて、がん患者に対して従来行われてきた森田療法は、患者の不安の対応に焦点が当てられており、それにどう対処するかが主に論じられてきた。それに対し私たちは、森田療法に基づくグループワークを行っていくうちに、そうした場での経験の分かち合いが、がん患者を心理的に援助する方法として有効であることを見いだし、それを報告してきた[16]。この一連の報告では、(1)がんとの共存という視点、⑵病が引き起こす苦悩を受け入れること、⑶その人固有の生き方、すなわち、その人の固有の生の欲望の発見と発揮の模索と今までの生き方の転換を促すことなどが、がん患者の援助に重要であると指摘した。また別のところでは、森田正馬のあるがままの生き方、死に方を検討し、そこから森田療法と死生観について論じている[17]。

これ以降の章では、そうしたことについて詳細に報告をする。

2　がん患者のためのグループワーク

グループワークの理論

森田正馬が行ったグループワーク

本書冒頭に述べた通り、本書は7年余にわたるグループワークの経験に基づいて書かれたものであるが、そのグループワークは、森田療法の創始者である森田正馬本人が定期的に催していた形外《けいがい》会《かい》という集まりをモデルにしている。そこでまずは、この森田自身によるグループワークについて概観していきたい。

形外会とは、神経症性障害に苦しむ外来患者、入院患者、退院者が森田のもとに集まって、各人の経験を分かち合う場であり、ある種の心理教育的グループだったと言える。[1] グループの中心に位置する森田は、そこで語られた経験にコメントや解説を加え、回復した患者は、自分の経験をしっかりと言語化することで、回復の内在化がうながされたようである。

記録によると、形外会は森田の死の直前の１９３７年まで約7年5ヵ月、66回にわたり続けられた。参加者は20〜50名程度だったようである。またこの集まりはのちに、生活の発見会や生きがい療法など、森田療法を基盤とした自助グループや外来でのグループワークのプロトタイプとなった。

ここでまず、森田自身が残した第１回、第２回の形外会の記録を見てみよう。

①第１回形外会

第１回は、１９２９年12月1日に森田の自宅で行われた。これまで森田のもとで入院治療、修養した人々を集めて懇話会をやろうというのが事の始まりであったようである。

実際の会では、協議が行われたあと参加者全員がひとりずつ自己紹介をし、次に数名から治療に関する感想談が語られたと記録されている。１９２０年入院の岩田氏（『神経質及神経衰弱症の療法』第40例）、１９２１年入院の藤原氏（同第41例）は、「現在ますます健康に活動せる今日から、その時の事を思えば夢のようなり」と回復した自身の心境を言葉にしている。また１９２１年入院の加藤氏（当時62歳）は「入院中、２回までも逃げ出したる」ことを、１９２３年入院の広江氏は「不潔恐怖のため寒中、戸外で全身をアルコールで消毒した」ことを、それぞれ入院中を振り返りながら述懐している。

②第２回形外会

第2回は1930年1月19日に行われている。開会は午後3時、31人の出席者の他、当時の入院患者や関係者も同席してかなり混雑したようである。形外会の記録によれば、1921年に入院森田療法を受けた高野氏もわざわざ甲府から駆けつけたとある。森田とその患者が治療終了後も関わりを持ち続けていたことがうかがわれる。第1回と同じように全員がひとりずつ自己紹介をしたのち、思い思いに8、9人が治療の感想談を述べるなどして、会はなかなかに盛り上がったようである。出席者のなかには、赤面恐怖の患者が5、6人、さらに赤面恐怖であることをみずから告白して気炎をあげた者が3人いたと記されている。

このように形外会が発足した。ここでは退院した者が中心となって自分の経験を語り、それを参加者たちと分かち合った。またそれらの経験について森田自身が自由自在にコメントを加えていった。

③森田の自己開示

9歳のときにお寺の地獄絵を見て死の恐怖に襲われた森田正馬は、それ以来、死と病を恐れるようになり、さらには対人恐怖やパニック発作など、さまざまな神経症的経験をする。青年期、成人期にかけての彼は、どのようにしたら死の恐怖を克服できるかという課題に取り組んだ。そのために、東京帝大医学に入学し、医師となり、精神療法の研究に打ち込んだのである。

森田はまた、当時は死の病として恐れられた結核患者であり、実際に死線をさまよった。さらに最愛の息子を結核で亡くすという悲痛な経験もしている。

このような経歴をもつ森田は、結局のところ、死の恐怖をどのように克服していったのであろうか。死の恐怖、病の経験、喪失体験をどのように受け止めたのか。そこから得たものは何か。そこでの彼の自覚はどのようなものだったのか。こうした疑問の答えはみな、森田療法の生と死をめぐる基本的な理解、「あるがまま」という鍵概念と深く関係している。

これから形外会においてなされた森田自身の率直な自己開示を見ていくが、そこでは森田が自分の経験、たとえば死の恐怖や死線をさまよう病の経験などをありのままに語っている。このような自己開示は、森田療法の鍵概念「あるがまま」を示す絶好の材料であり、本書で紹介するグループワークでも、私たちはこのような理解の枠組みに沿って助言していった。以下は、1931年に行われた第12回形外会での森田の発言である。

まず私自身の自覚について、一例を挙げてみれば、私にとっては死という事は、いかなる場合、いかなる条件にも、常に必ず絶対的に恐ろしいものである。私はたとえ私が百二十五歳まで生きたとしても、その時に死が恐ろしくなくなる事は、決してないという事を予言することができる。私は少年時代から四十歳頃までは、死を恐れないように思う工夫を随分やってきたけれども、「死は恐れざるを得ず」という事を明らかに知って後は、そのようなむだ骨折りをやめてしまったのであります。

また私の自覚によれば、私は死の恐怖のほかに、生の欲望というものが、はっきり現われておりました。私は今年三月に、死ぬか生きるかの大病をやりましたが、非常に苦しくて、全く身動きもできなかった。数日の後、まだ死の危険の去らない時から、看護婦に源平盛衰記を読ませた。少しく病が楽になるに従って、その本の中からちょっと疑問が起こっては、野島君に保元の乱の原因を調べてもらったり、理屈の上では、全くつまらぬ事までも、調べてみないと気がすまないという風であります。

この自己開示によると、森田はかつてあれほど切実に死の恐怖を克服したいと願っていたにもかかわらず、死の恐怖を乗り越えること、死の恐怖を感じなくしようと努めることは無駄であったと自覚するに至っていたことがわかる。そして、死の恐怖をありのままに受け入れたときに、森田はもうひとつの心の事実を経験した。それが「生の欲望」である。「生の欲望」は、人がもつ素直な生きる力、感じる力と呼んでもよい。森田は以下のように総括する。

私はこれをひっくるめて、「欲望はこれをあきらめる事はできぬ」と申して置きます。これで、私はこの事と「死は恐れざるを得ず」との二つの公式が、私の自覚から得た動かすべからざる事実であります。

死を恐れること、自分のうちの生きる欲望を感じとっていくこと、その欲望を発揮していくことが、すなわち森田療法における「あるがまま」である。つまり苦悩を引き受け、それになりきったとき、その人の固有な生き方が見えてくるのである。困難なくして成功もないのである。そこから私たちの経験の流動性と両面性、すなわち全体のダイナミズムが姿をあらわしてくる。

さらに死の恐怖と生の欲望という観点から見ると以下のようになる。

「生の欲望と死の恐怖」という事は、必ず相対的の言葉であって、同一の事柄の表裏両面観でありますゝ生きたくないものは、死も恐ろしくはない。常に必ずこの関係を忘れてはなりません。

これらをまとめると以下のようになろう。

「死の恐怖」とは――恐ろしいものは恐ろしい、それはどうにも仕方がない心の事実であり、それを受け入れ、経験することが「あるがまま」のひとつの側面である。まず「苦」になりきることで、そこから初めて「楽」が見えてくる。その人の固有な生き方が見えてくる。その逆はないのである。これが死の恐怖の克服法である。

克服したい対象を受け入れて初めて、その対象から自由になれることを森田は学んだ。そして、死の恐怖を受け入れたとき、もうひとつ重要な心の事実が浮かび上がってくる。それが「生の欲望」である。

「生の欲望」とは――その時々の苦悩を受け入れた時点で、生きる欲望が自覚され、生活世界における行動として発揮されるようになる。この2つが密接に関連しながら、その人の固有の生き方や生きるダイナミズムを形成しているのである。

これが「あるがまま」の心の態度であり、森田療法において鍵となる概念である。私たちは、右のような理解に沿って、グループでコメントをしていった。

グループワークの治療的因子

形外会のような治療的グループが、1930年代の日本に存在していたのは驚くべきことであるが、では、このグループの治療的因子はどのようなものだったのだろうか。

もちろん、当時の日本の社会文化的状況を反映して、森田の治療的権威性は高く、森田を中心としてグループの凝集性は強かったであろうと想像される。家族的な雰囲気が色濃く存在し、患者たちの間でも先輩後輩といった縦の関係はあったであろう。とはいえ、こうした社会文化的な要因を超えて、形外会はグループの普遍的な治療的因子を含んでいたと思われる。

アメリカの精神科医で、グループ療法、実存的精神療法の専門家であるアーヴィン・ヤーロムは、グループ療法における11の治療的因子を指摘している[2]。この因子は、形外会において実践されてきたこと、また本書で紹介するがん患者のグループワークにも、ある程度含まれている。次に挙げたのは、その11の因子を、形外会や私たちの実施したグループワークに沿って説明したものである。

1　希望をもたらすこと――回復した者が自身の生き方を示すことによって、依然として悩んでいる者に希望を与えるようになる。

2　普遍性――悩んでいる者は「自分だけが苦悩を抱えている」と考えがちである。そのことがグループのメンバーの苦悩を深めるが、各メンバーが自分の経験を率直に語ることで「苦悩を抱えているのは、自分だけではない」と理解できるようになる。

3　情報の伝達――いかに病と付き合い、生の欲望を発揮し、固有な生き方を模索するか、という問題について伝え合い、治療者が森田療法に基づいて心理教育を行う場として、このようなグループは重要であったと考えられる。

4　愛他主義――病と付き合い、その苦悩を分かち合うことは、愛他的な心の態度を養成する。また、そのような経験が他者を思いやる気持ちを育て、それがそれぞれのメンバーの成長を促進すると思われる。

5　初期家族関係の修正的な繰り返し――私たちの経験では、グループがうまく機能しているとき、治療的雰囲気は家族的である。それがメンバーに心理的安全感を提供するため、初期家族関係の修正が行われていたものと考えられる。

6　社会適応技術（ソーシャルスキル）の発達――メンバー同士が仕事などの社会生活について

語ること自体が、社会適応技術の発達につながるであろう。

7　模倣主義——あるメンバーが生き方を模索し、その経験をグループワークで伝えることは、同じように悩んでいる他のメンバーにとって大きなヒントとなる。すなわち、他者の生き方を取り入れたり、部分的に模倣したりできるようになる。こうしたこともグループワークでは起きていたと考えられる。

8　対人学習——形外会では、率直に自己開示をしようとする森田自身の態度が、他のメンバーが自己表現や他者との交流の仕方を学習するうえで、役に立ったと考えられる。

9　グループの凝集性——形外会は森田を中心とした凝集性の高いグループであった。私たちが行ったがん患者のグループワークにおいても、メンバーがある程度定まってからは、凝集性の高さがうかがわれた。この凝集性により、各メンバーは安心感や「受容されている感覚」を提供され、自己受容や回復への希望をもてるようになり、さまざまな事柄に関する学習にも積極的になった。

10　カタルシス——メンバーが率直に悩みを語ることを可能とするこれらのグループは、当然ある程度のカタルシスをもたらしたであろう。

11　実存的因子——がん患者のグループワークでは、この実存的因子が重要である。それは以下のようなものである。

a　人生は時に不公平で不条理なものだと悟ること

ｂ　結局、人生の痛みや死から逃れる道はないと悟ること

ｃ　どんなに他の人と親密になっても、依然として人生には一人で立ち向かわなくてはならないと悟ること

ｄ　生や死という基本的な問題を直視し、その結果にもっと正直になって人生を過ごし、つまらない事柄に邪魔されなくなること

ｅ　どんなに多くの助言やサポートを人から得たとしても、自分の人生の生き方についての基本的な責任は自分にあると学ぶこと

これらの実存的因子、なかでもａ、ｂ、ｄは、仏教における生老病死の考え方、さらには森田療法の人間理解や、がん患者のグループワークで話されていたことと、そのまま重なる点が多い。ｃ、ｅは、苦を苦として引き受ける必要性について指摘している。しかし、苦を苦として引き受けたときに、そこから何が引き起こされるのか、という視点が欠けている。そこから私たちのもつおのずから生きる力、その人としての生き方が見えてくるのである。

いずれにせよ、がん患者のグループワークにおけるメインテーマは「生と死」であり、それはメンバーの生き方につながっていくものである。がんという病に直面したとき、このような実存的理解は必須となるであろう。

グループワークの実践

森田療法に基づくグループワーク

①特徴

がんという病は、その人の自己の存在をゆるがすばかりでなく、日常生活や人生全般にも変更を余儀なくさせる。つまりがん患者は、必然的にこれまでの生き方の見直しを迫られるのであり、ゆえに苦悩し苦闘することになる。

森田療法では、絶えずゆらいでいる患者の苦悩に対する原因探求的な理解や、それに基づいた介入は、治療的に有益ではないと考える。むしろ、がんにより生じたさまざまな苦悩を、他者とあるがままに分かち合うこと、自分自身の生活や生き方をメンバーと一緒に考えていくことが重要であり、その点がグループワークにおける最も重要な仕事であると認識している[3]。

私たちのグループワークの特徴として、治療者（コンダクターとコ・コンダクター）が患者自身に、自己の感情をあるがままに認め、受け入れることを奨励する点が挙げられる。そのためワーク内では、参加者の胸の内が率直に表現されやすくなると考えられる。

メンバーがそれぞれの感情を素直に表現することで、やがて「自分はひとりではない」「ありのままでよい」という心理的な保証が生まれ、その時々の気持ちと生活での実践が語られるようになる。また感情を表現することで、自分を縛りつけていた「かくあるべし思考」の存在に気づき、修正も可能になってくる。そして最終的には、こうした自己の変化を経験することにより、みずからにもたらされた病の意味、生活のなかで生の欲望を発揮する新しい生き方が見えてくるのである。

がん患者が心身の両面、さらには社会的領域や実存的領域においても悩みを抱えていることはよく知られている。国立がん研究センター精神腫瘍学開発センターの小川朝生《おがわあさお》は、がん患者の心理的問題を扱う場合には、身体症状（疼痛、倦怠感など）、精神症状（せん妄、うつ病、認知症など）、社会経済的問題、心理的問題（病への取り組み方、コミュニケーションの問題）、実存的問題（生き方に関わる問題）などを評価する必要性を指摘している。[4]

私たちのグループワークにおいても、やはりメンバーが抱える心理的問題や実存的問題を中心に、不安や抑うつといった精神症状も取り扱う。

②枠組み

私たちのグループワークはオープン・グループで、希望すればいつでも参加・脱退できる。グループでは同じようなテーマを繰り返しながら、参加を重ねるごとにメンバーの間でそのテーマが螺旋状に深められていく様子が見てとれた。新しく参加したメンバーの話は、ほとんどの場合「病の経験」「不安」「落ち込み」から始まり、それに対して治療者が助言をしながら、グループでの治療は進んで行った。

グループワークは毎回、次のような流れで進められた。

まず冒頭でコンダクターがメンバーに対して直近1ヵ月の様子を問いかけ、全員が一人ずつそれに答えていく。その受け答えをもとに、コンダクターがいくつかトピックを選んで、メンバー全員で自由に話し合い、同席しているコ・コンダクターが適宜森田療法に基づいたコメントを投げかけていった。私たちの助言やコメントは、「病とそれに伴う苦悩を受け入れ、それと共に自分のもつ生きる力を発見、発揮していくこと、それを通して自然で、固有の生き方を探していくこと」「『今、ここで』の生活を大切にすること」といった基本方針に従ってなされた。

③メンバー

本書で扱うグループワークは、2006年4月から2013年7月まで7年余にわたり行われたものであるが、ここでは最後の4年間を取り上げ、それぞれにテーマの異なる13回のセッションを紹介していきたい。最初にメンバー、コンダクター、コ・コンダクターの発言を要約したものを時系列に沿って示し、最後に考察を添える形をとっていく。

最後の4年間を取り上げる理由として、この期間になるとメンバーがほぼ固定され、グループとして成熟していたこと、グループワークを通してメンバーに明らかな変化が見られ、治療的意義も明確になってきた時期であることが挙げられる。ここではまた、死の直前まで参加したメンバーの様子や、彼女の死後にグループの中でなされたやりとりを通して、死と生をめぐる問題にも言及していきたい。次に主要なメンバーを紹介するが、匿名性を守るため、病名以外はある程度の変更を加えている。年齢はグループ参加時のものである。

Aさん（女性・70代後半）――胃がんにて60歳のときに胃を全摘、のちに化学療法を行う。その7年後乳がんに罹患。手術、化学療法、漢方、ホメオパシーによる相補・代替医療を受けている。グループワークには、2006年から断続的に参加している。その間に夫、母親を看取る。

Bさん（女性・50代後半）――もともと神経症的傾向がある。乳がんにて50代前半に手術、その後乳がんが再発し、手術や化学療法を行う。再手術にはグループメンバーの支えで踏み切り、次第に神経症的不安、家族葛藤などを乗り越えていった。

Cさん（女性・60代前半）――乳がん以外にも多くの慢性疾患をもっている。また検査中にパニック発作を経験し、閉所恐怖、乗り物恐怖も存在する。グループワークを通して、それらも次第に改善していった。

Dさん（女性・70歳）――胆管細胞がんにて手術、1年間化学療法を行う。その後漢方、ホメオパシーなどによる相補・代替医療を受けている。グループの中心的メンバーの一人で、次第に生き方そのものを変えていった。

Eさん（女性・60代前半）――肺がん、乳房、骨、肝臓に転移。不安が強く、メンバーに支えられ、死の直前までグループワークに通う。ワークでは話題を一人で独占することがあり、話し始めるとなかなか止まらない。

Ｆさん（女性・50代前半）――3年前に肺がんにて手術。その後リンパ節転移が複数あり、ホメオパシーや気功などさまざまな相補・代替医療に取り組んでいる。

Ｇさん（女性・50歳、途中参加）――10年前に乳がん、6年前に直腸がんの手術。前年に転移、手術と抗がん剤治療を行い、十数キロ痩せた。免疫細胞療法を受けて、抗がん剤治療を休んでいる。ホメオパシーを受けている。

グループで語られたこと（前期）

２００９年に行われた36回、39回、２０１０年に行われた43回、46回、48回、50回、52回のセッションでの発言を取り上げる。ここではグループワークの意味、病の経験がよく語られている。なおメンバーの発言は、原則として、実際に話された形で載録しているが、意味が通りにくいものに関しては若干手を加えている。

①グループワークの意味

メンバーは、このグループワークに対してどのような意味を見いだしているのであろうか。実際の発言をもとに、頻繁に挙げられる「意味」について見ていきたい。

他者とのつながりの回復　病の経験は自己を傷つける。それゆえに他者と率直に交流できなくなるという体験をする場合が少なくない。孤立感や不安感、抑うつが引き起こされ、その結果として、殻に閉じこもってしまうのである。

たとえば、途中からグループワークに参加した40代の女性は、「他では病のことが言えなかった。何もかもいやになった。ここでは初めて自分の状況を率直に話した」と語っているが、がんを発病して以来「病」によって妨げられていた他者とのやりとりが、ワークを通して再開されていく様子が見てとれる。

またCさんも「人に勇気を与えることができた喜びを感じられた。またつらいこと、愚痴を訴えてはいけない、と思っていたが、つらいことを訴えていた自分に気づいた」と口にしている。ここから、ワーク内で他者を助けたり他者から助けられたりするというプロセスを経ることで、病によって傷つけられた体験が徐々に変化していったことがわかる。

このように、本書で扱うような中間期のがん患者に対する援助においては、病によっていったんは断ち切られた絆を新たに結び直すことが重要となる。

安心感の提供　病によって傷ついた自己を回復させ、失われていた他者とのつながりを呼び戻すという意味の他にも、グループワークにはもうひとつ重要な意味がある。それは安心感と安全感の提供である。Dさんが「自分を包んでくれる場所です。安心感があり、軸ができるような感じがする」と言語化しているように、自分と同じような病を抱える者同士がみずからの置かれた境遇を語り合うことで、「自分はここにいていいのだ」と思えるようになる。自己がふたたび他者から受け入れられる体験と言ってよいだろう。

②病の経験

グループワークのメンバーは病をどのように経験しているのであろうか。それは、体に対するさまざまなとらわれ、そして社会的、対人的関係における苦悩や障害として経験される。その経験と、それに対する介入について述べてみる。

痛み　痛みの経験は不安や無力感と結びつく。Dさんが「抗がん剤による標準的治療をしている。体調が悪い、寒いし、痛い。それがつらい」と語っているように、不安や無力感が、痛みに対する恐れをさらに増幅させていく。こうした痛みをめぐる悪循環は頻繁に語られた話題のひとつである。痛みをやわらげるために、温熱療法、灸、サプリメントなどを実践しているメンバーもいるが、痛みそのものに対する対処法に加えて、他者との結びつきを回復し、不安や恐怖といった心理的要因に対応する必要があろう。

数値化される体　現代医療では、病を抱える体は容易に数値化されていく。「腫瘍マーカーの値が上がる。気分がジェットコースターとなってしまう」というCさんの言葉に端的にあらわれているように、治療の過程で提示されるさまざまな数値によって、患者の気分はゆさぶられる。このように数値化された体が引き起こす不安定は、中間期のがん患者によく見られる経験であり、医療者側からの説明やサポートが必要とされている問題であると言えよう。

一喜一憂すること　先の「数値化される体」とも関連するが、その時々の体調に一喜一憂する感情の起伏からなかなか抜け出せない経験も、中間期のがん患者にはよく見られる。その典型は、途中からワークに参加したHさんの「悩んでいる自分がいます。悩みが同じところをぐるぐる回ってしまいます。人も怖いし、がんの恐怖もあります。まさに迷走中です」という言葉に見いだせるであろう。

不安定な体調に振り回される日々のなかで、多くの患者は知らず知らずのうちに自分の経験領域を狭くしてしまうものだが、「今までは、体調に一喜一憂し、行動することを躊躇してきた。友人に陶芸を誘われ、楽しかった。今までのように病気だからこんなことをしてはいけないという気持ちが変わってきた。大きな病気をしているけれども、こういうことをしてもよいのだ、と吹っ切れてきた」と語るDさんのように、突破口を見つけ前向きな生き方につなげられた例もあった。

＊　＊　＊

ここで挙げた3つのことは、すべて「とらわれ」であると言える。

たとえば、「あっちが悪い、こっちが悪い」と一喜一憂を繰り返すのは「病気に対するとらわれ」であり、検査のたびに再発や転移の不安にさいなまれるのは「数値に対するとらわれ」である。他にも、抗がん剤や手術といった治療に対する不安を抱えていながら、気軽に質問して不安を解消できないような医療者側との人間関係も挙げられるだろう。

こうしたさまざまな要素に囲まれて、落ち込み、たえず心理的にゆれている患者に対して、私たちは次の2つの方向性を示すよう心がけた。

ひとつは、踏み出すことである。病のせいで「あれもできない、これもできない」と考えるのではなく、何か行動をしてみる、生活の仕方を考えて変化を起こしてみるのである。治療で言えば、たとえば、率直にコミュニケーションをとれずにいた主治医に対して、思いきって不安を伝え、積極的に関係を築いていくなど、これまでの姿勢を転換させることが挙げられる。

もうひとつは、諦めることである。つまり「しょうがない」「これくらいでいいや」と、病と共に生きるしかない自分のあり方を受け入れるわけである。「諦める」と言うと消極的でネガティブな印象を与えるが、すでに述べたように、森田療法の「諦める」には積極的な意味がある。病や自分と折り合いをつけることによって、不安を抱えながらも、逆に新しい方向に踏み出し、それまでの生き方では味わえなかった経験を重ねていくのである。

グループワークに参加していた期間に、たまたま友人から誘われて始めた陶芸を通じて新しい経験に踏み出せたメンバーもいた。Dさんである。Dさんは最初の頃は「つらいことを思い出すと、それを変えていく方法が必要だと思っています。それには、希望をもつこと、とらわれない生き方、好奇心が大切だと思います」というような話をしていた。しかしやがて陶芸に取り組むようになると、「生かされている自分を感じた」と語り、自分を新しい世界に導いてくれた友人への感謝、そうした世界に踏み出せた自分への驚き、そして希望をもつことの大切さについて素直にグループで打ち明けた。

このDさんの他にも、グループでは変化が見られた。「スーっと動く大切さ、Dさんみたいになりたい、人に感謝されるようなことをしたい、生き方を変えたい」というHさんの発言、また途中参加のIさん（70代前半、6年前に胃がん手術、一人暮らし）による「つらくなったら、一人で歌を歌う」「悪いことを考えないようにしている」「なるようにしかならないと開き直ってみた」といった発言のように、「諦める（受け入れる）」ことと「踏み出す」ことをメンバー自身が志向している様子も見てとれたのである。

③社会的、対人的関係

病の経験は、自分の体への不安やとらわればかりでなく、必ず社会的関係や対人関係にも及ぶ。ここではそのことを示しながら、治療者がどのように介入していくかを述べる。

「なぜ自分が」という苦悩　がんの経験によって、患者は「なぜ自分ががんなのか?」というある種のショック状態におちいる。「卵巣がんで、手術で取りました。再発の説明を医師から受けました。『なぜ自分がこんなことになったのか』と考えてしまう」というJさんの発言、「痛みがつらく、そこから落ち込んでしまいます。どうしてこんなことになってしまったのだろう」という途中参加のGさんの発言に、そのショック状態がよくあらわれている。

こうしたショックは自己愛を傷つける。なぜなら「なぜ自分が」は、言い換えれば「自分だけがつらい」ということであり、がんに死と直結するイメージがあるがゆえに「人に言えない病気になった」と感じて、孤立感を深めていってしまうからである。さらに、この孤立感から他者と関係が結びづらくなり、周囲の言動に対して繊細に反応してしまうこともある。

また、Fさんの発言「やっぱり神のような存在がいて、私にこのような試練を与えたのだろうか……これをどうやって受け止めていいかもわからないし、悪夢だったら覚めてほしい。やっぱり現実のものだし、なにかつらすぎると思った」(要約)は、他のメンバーの発言に比べてやや複雑であるように思えるが、そこにもやはり「なぜ自分が」と思い悩む姿がある。神という超越した存在を持ち込むことで、自分の置かれた不合理を受け入れようと格闘している過程が見てとれる。

人に言えない経験　がんは、多くの患者にとって人に言えない経験である。別の言い方をすれば

「他人には到底わからない」「話しても理解されない」という疎外感を感じさせるものである。Bさんは次のように発言している。「初めの頃、私も親しい人には言えなかった。『あなたはがんね』『かわいそうね、がんになって』と思われるのがつらくて（中略）まわりの人と話すとき、すごくつらかった。他のがん患者の人を見たときに、末期でもみんな動けるし、乗り越えて、外から見ると普通。『がん＝死』っていうのが少し薄らいだ」。このように、周囲からの同情の目を意識するあまり、がんであることを打ち明けられずに孤独感を抱えてしまう例もある。

中間期のがん患者は、病によってこれまでの「普通の人生」のレールから外れて闘病のレールに入る。それによって、Fさんが当初「まわりの誰にも言えなかった。受け入れられない。愚痴は一切言えなかった。精神的にも甘えられないで1年半を過ごしている」と告白したように、家族とさえも共有できない差別感や「さみしさ」を味わうことになる。「このつらさは、経験した人にしかわからない」とみずから扉を閉ざしてしまうのである。しかし、それは裏を返せば「同じ境遇にある人なら理解してくれる」ということであり、その点でも、グループワークはメンバーにとって非常に重要な意味をもつ。

一例を挙げれば、Bさんは「乳がんの再発が見つかりました。そのことを家では話せないので、つらい。話せる場所があることが安心です。自分は神経質で不安になりやすい。同じ病気の人が元気に過ごしていると安心する」と言っているが、こうして経験を分かち合うことで疎外感がやわらげられ、「自分ひとりじゃない」「仲間がいる」という安心感が与えられるのである。さらに、まさにいま自分が置かれている苦境を乗り越えた人と語ることで、希望がもてるようになったと言うメンバーも多い。

社会的活動の回避　先の「人に言えない経験」と関連することであるが、がんによって人間関係に変化が生じて、それまでの社会的活動から身を引かざるをえなくなるという経験も、中間期のがん患者に共通して見られる。「がんのことは、家族以外に言っていない。友人とも会わないし、会いたくない」というJさんの発言、「まわりの人との付き合い方が難しい、病名を言って大丈夫かどうか、いつも心配になり、自分も社会的活動から引いてしまう」というDさんの発言に代表されるように、「がんであることを隠さなくてはならない」という意識から社会的活動を回避してしまい、結果として苦悩が深まってしまうのである。

このように長年にわたり積み重ねてきた社会的活動から離れてしまったメンバーにとって、グループワークはふたたび他者と交流し、社会的つながりを回復させる契機となる。グループワークがもちうる意義は、こうした複雑な背景なしには理解できないであろう。

＊　＊　＊

ここで見てきたように、病の経験は社会的な「引きこもり」を生じさせる。「友人に言えば同情されるのではないか」などと、がんを告白することで傷つく自分がいることを意識するがゆえに、病を隠したいと考えるようになる。それがやがて社会的活動から距離を置くことになってしまう。

中間期のがん患者が抱えるこうした経験に対し、私たちは「ありのままの自分を受け入れること」に焦点を絞って助言を続けた。とはいえ、今の自分を受け入れるという作業は、一番大変なものである。

「自分はこれでいいのだ」と思えるようになるには、他者とつながり、その過程で「それでいいんだよ」と声をかけてもらったり、会話をするなかで「自分だけじゃない」と気づいたりするプロセスが不可欠である。グループワークを通して、こうしたプロセスを繰り返すことで、メンバーは自分の殻を破り、新しい生き方を模索するようになった。

④治療をめぐって

がん患者にとって、医療という枠組みのなかで、診断、告知を受け、そして治療を考えていくこと自体が大きな苦悩を伴っている。それらについて示しながら、介入の仕方について述べる。

自己決定を迫られること　病という経験は、患者に自己選択・自己決定を迫る。治療を受けるか／受けないか、受けるならどこの病院でどのような治療を受けるのか、仕事は続けるのか、家族のことはどうするのかなど、あらゆる局面でシビアな決断を迫られるのである。しかも、すべてが自己責任であり、どのような結果が出ても自分で責任を負わなくてはならない。不安でゆれる心を抱えながら、こうした決断を下していくだけの自立心を求められるという状況は、患者にとって非常に苛酷であると言えよう。

Bさんは不安、恐怖を感じていた手術のことを話し、自分で決断できない苦しさ、難しさを訴えていた。しかしBさんはメンバーの一人に支えられ、「大丈夫よ」と背中を押される形で手術に踏み切り、危機を何とか乗り切った。

最近のがん治療の現場は、病名告知をして、治療方針を患者自身の決断に委ねる方向にある。それ自体は必要なことだが、二面性があることを見逃してはならないだろう。ひとつは、ここで書いたような自己決定を迫られるがん患者の苦悩である。そしてもうひとつの面は、自己決定を迫られる状況において自立心が養われる可能性である。しかし実際には、まずは苦悩に対して理解とサポートがない限り、自立心が養われる可能性は閉ざされてしまうという点を、医療従事者はよくよく認識すべきであろう。

相補・代替医療の模索　グループのメンバーもそうであったが、中間期のがん患者の大多数が相補・代替医療に取り組んでいる事実は、医療従事者も認識しておくべきであろう[5]。

相補・代替医療を利用するかどうかは、患者の主体性に委ねるべきだが、ここで紹介するFさんのように、死の恐怖を打ち消そうとしてがむしゃらに相補・代替医療に取り組んでしまう例がある点には注意が必要である。

肺にがんが見つかり手術と抗がん剤の治療を受けたのち、1年後に再発、転移してしまったFさんは、放射線治療を受けていた。「家族と行くのは最後かもしれない」という思いを抱えながらスキー旅行をするなど積極的に過ごしていたが、首のリンパ節に転移が見つかり、ショックから、丸山ワクチン、ホメオパシー、ジムのトレーニング、フラメンコなどに次々に試みたという。

Fさんのこうした行動は、1章で紹介したエイヴァの行動とも重なる。不安を直視しないまま、考えうるありとあらゆる方法を片っ端から試していくのである。しかし、相補・代替医療によって一時的に不安から目をそらせることはできたとしても、不安が根本的に解消することはない。

Gさんが「不安です。そして今はがんと共存しようと考えている。免疫を高める方法、ホメオパシー、旅行などに取り組んでいる」と語るように、不安は不安として受け入れたうえで、相補・代替医療を利用することが重要であろう。何が自分にとって心地よいか、「～したい」という本来の素直な気持ちを確認しながら、その自然な欲求に乗って進めていくことが大切である。

医療従事者との関係でのゆれ　医療従事者、とくに主治医としっかりとした信頼関係を結べるかどうかは、がん患者の経過を大きく左右する。信頼関係がある場合、患者は治療に積極的で、自分の病を受け入れやすい。しかし、実際にはそうした関係を構築できずにいる患者は少なくない。

グループワーク参加の1年半前に乳がんで乳房を全摘しているBさんは、「手術したとき、そのつらさを（この場で）話ができてすごくよかった。主治医は何とも言ってくれなかった。主治医の先生に半分見捨てられた。ほんとにゆれた」と打ち明けている。Bさんのように治療の過程で主治医から「見捨てられた」「拒絶された」と感じて傷ついた体験を語るメンバーは、たびたび見られた。

主治医と信頼関係を結べない原因としては、遠慮してしまい率直なコミュニケーションがとれないこと、「先生の言う通りしていればいい」と依存して主治医の言動に絶えずゆさぶられてしまうことなどが挙げられる。

＊　＊　＊

ここで述べた治療をめぐる3つのテーマに関して、私たちは次の2つの方向から助言を試みた。ひとつは、「身体的不調にゆれる自分」を受け入れること。日々変化する体調に一喜一憂したり、病のせいで「できないこと」に悩んだりするのではなく、調子がよかったり悪かったりする「ゆれる自分」をありのままに受け入れたうえで、今の自分にできることから始めてみる。そのなかで、病と共に生きる自分にとって何が心地よい生活であるか、「食事」「運動」「気功」などの面から工夫していくことが大切であると伝えた。これは統合医療の観点からの助言である。(6)

もうひとつは「〜したい」という自分の気持ちに従うこと。相補・代替医療を取り入れるかどうか、取り入れるなら何を取り入れるかといった問題も、この観点から助言を重ねたが、治療における自己決定の問題にも同様の観点を用いた。

親身になってくれない「冷たい医療」と、そこから生じる不安にどう対処していくかという悩みは、がん患者の多くが抱えている。最初から、すべてを一人で決めなくてはと気負わずに、まずは主治医と積極的に関わり、率直にコミュニケーションを交わし「必要ならば、自分で決めるしかない」と開き直ってみること。納得いくまで情報を聞き出し、やりとりを重ねたら、最後は自分の心にある「〜したい」という気持ちに従えばいい。そこから主体的な生き方が見えてくると伝えた。

グループで語られたこと（**中期から後期**）

ここでは、主に２０１１年の54回、58回、59回、２０１２年の61回、64回、67回におけるセッションの発言を取り上げる。病の経験をめぐるやりとりは、次第に「生きることの転換」「生と死」といったテーマに深化していった。

①生き方の転換と病との共存の模索

体へのとらわれ、社会的関係、対人関係での悩み、そして医療のなかでがん患者として生きることの苦悩をもちながら、メンバーたちは、自分の生き方を考え、病との共存を模索していく。それに対し私たちは、各メンバーがその作業を円滑に進められるように、グループでの話し合いのなかで助言をしていった。具体的には、以下のような変化が見られた。

仕事のやり方を変える　病をきっかけに、人は仕事との関わり方も変えざるをえなくなる。それによって今までと同じように仕事ができないという事態に苦しむ場合も少なくないが、逆にポジティブな発見をする場合もある。

グループワークに途中から参加した乳がんで闘病中のKさんがまさにその例だった。Kさんが「仕事のやり方を変える。生き死にの方が大事。疲れたら休む、無理に人に合わせないことを、気をつけている。いい子ぶって仕事をしない、無理に回りに合わせない自分を発見した」と語るように、できないという状況に直面することで、それまでの不自然な仕事との関わり方に気づいたのである。

人前で良い子を演じてきた自分、無理に周囲に合わせてきた自分、あまり熱意を感じない仕事を続けていた自分を自覚することで、より身の丈にあった仕事との関わり方に転換しようと試みるようになったと言える。

今をシンプルに生きる　病の経験を経て、「今、ここで」を生き方の指針とするようになったメンバーも多い。「病を得てわかったことが多い。一日一日を大事に生きること、気持ちよい生き方をする。今までにない心の安らぎがあり、生かされている自分がいる。できないこと、できることが同時にあり、生活をシンプルにしようとしている」と語るDさん、「母親の介護をしている。先のことを考えても仕方がない。今の状況に順応できる自分をつくっていく。大切なことは、与えられた一日を気持ちよく過ごすことだと考えている」と語るCさんのように、中間期のがん患者にとって、その日一日を心地よく過ごすことは切実な願いである。

病以前と同じように物事をこなせず悩む自分、無理に続けていた人間関係、苦しいばかりの治療など、これまで自分を縛っていた不要なものを捨て去り、シンプルに生きること。こうした指針を言葉にできるということは、その人なりの人生観が生まれつつあることを物語っている。

病の両義性と共存の模索　先に述べたように、新しい生き方を模索、実践しながらも、一方では依然として「ゆれる自分」がいる。病はつらい経験だが、同時にそれがその人固有な生き方、自然な生き方への模索と転換を可能とする。それが病の両義性である。

「完治はないが『有治』（病と共存すること）はある。病気をもちながら生きようと思っている。がんの経験は、つらく、落ち込んでしまう。先のことはわからない、毎日を楽しく、がんばらないでと思うが、それができない自分がいや」とEさんが語るように、「毎日を楽しく過ごそう」としながらも、どうしても心が落ち込んでしまうものである。またBさんの「がんは自分のもので外から来たものでない。敵視しない。でも、がんが治らないということはショック」という発言からも、やはり病と共存しようとしながらも「治らないこと」は受け入れがたく感じている様子が見てとれる。

こうした両義性を抱えながら、不安に「ゆれる自分」を受け入れ、病と共存する生活を続けていくことのできたメンバーも少なからずいた。また、その過程で共存の知恵を編み出していくケースも見られた。たとえば「落ち込みは激しいが、家事だけはしっかりやろう。そのときは忘れられる。CDで落語を聞く。体にありがとうと感謝する」と語るGさんは、他の事柄に没頭することで「ゆれる自分」から離れる、身体をいたわるといった自分なりの方法で、新しい生き方を築いていった。

自己の弱さを知り、受け入れる　身体的不調や精神的不安を抱えながらの生活は、患者に無力感を抱かせるものである。「がんばれない自分」にいらだち、そのような自分を「ダメな自分」と決めつけて落ち込んでしまうというケースは、グループのメンバーにもたびたび見られた。「精神腫瘍科の先生のカウンセリングがうまくいかない。自分のこと、自分の恐怖を率直に伝えられない。自分の弱さに直面できない」というBさんの告白は、まさにその例である。「弱い自分」をどうしても受け入れられずに苦しむ姿が浮かんでくる。

Bさんのような苦悩に対しても、私たちはやはり「ありのままに受け入れること」に焦点を当てながら助言を重ねた。弱い自分も自分の一部と受け入れることから、逆に病と共に生きていけるしなやかな強さが生まれてくる。そして、「弱い自分」を受容するという作業こそ、本来の自分にあった新しい生き方に導いてくれるのである。

「自分の弱さを知る（臆病な自分）。がんばれない自分、何でも受け止めようとしてがんばってきた。弱いところがあってよいと思う」と語るDさんは、まさに受容の作業を経て、しなやかな強さを身につけた例と言えよう。

＊＊＊

中間期のがん患者にとって「自分の病をどのように解釈するか」という問題は、非常に重要である。この項で見てきたように、それによって病との付き合い方、ひいては生き方そのものが大きく変わってくる。

この観点から、私たちはグループワークにおいて、ひとつの方向性を投げかけた。それは「病が生き方を教えてくれた」と理解してはどうかと提案するものである。「病気のせいで以前のように仕事ができなくなった」と考えるのではなく、「病気のおかげで自分に合わない仕事を続けていたことに気づけた」と捉え直してみる。「病気のせいで毎日の家事がうまくこなせない」と悩むのではなく、「病気のおかげで一日一日を大切に生きられるようになった」と視点を変えてみる。病を得たことによって、それまで当たり前と考えていた生き方を見つめ直し、自分にとって真に大切なことだけに集中できるようになる。そうした「病からの教え」に意識を向けてみるのである。

病は「自分の力ではどうにもならない」「受け入れるしかない」と気づくとき、人は自己の限界を知る。つまり、病こそ、自己の限界を教えてくれるものなのである。「弱い自分」を受け入れること、そこから生きる力が湧いてくる。病と共存することを前提に、がんばらない生き方、体に優しい生き方を模索していくのである。

宗教学者の島薗進《しまぞのすすむ》は、スピリチュアルケアについて重要な指摘をしている。(7)

容易に克服することができない事態をそのまま受け入れていくことを学び取っていくプロセスが必要になる。ここで弱さこそが力の源泉になるという逆説的な事態が経験されることが多い。

「弱さこそが力の源泉になる」。島薗によるこの指摘は、私たちがグループワークのなかで繰り返し投げかけてきた助言を端的にあらわしている。そして実際に少なからぬメンバーが、島薗の言う「逆説的な事態」をそのまま経験し、やがてゆれながら、持ちこたえていく力を得ていった。

②生と死をめぐって

がん患者のグループワークにおいては、生のあり方のみならず、死について語ることも避けがたい。その内容は、自らの死についてだけではなく、身近な人の死であり、看取りの経験であったりする。それを語ることによって、「今、ここで」生きている自分、生かされている自分に気づくことができるようになり、メンバーの死生観にも大きな影響を与えていった。

「二人称の死」から学ぶこと　グループワークを実施していた期間に、親しい人の死を経験する参加者も少なくなかった。身近な者の死とは、いわば「二人称の死」と呼べるものである。中間期のがん患者にとって、他者を看取ることは、その人なりの死生観を築いていくうえで大きな役割を果たしていた。

実母の死に立ち会ったCさんが、「何の処置もしないで、3週間の介護がつらかったが、入院させずに母を看取った。母親らしく死んだ、このような死に方があるのだ、と子供たちとも話すようになった」と表現しているように、こうした近親者の死を通して自分なりに生と死のイメージをつかむことは、死生観の形成につながっていく。

身近な女性の死を経験したEさんは、こう語っている。「1ヵ月前に会った娘さんが亡くなっていた。あっけない死だからショック。でもあまり（命を）長らえても家族を困らせる。緊張するので、太極拳、気功をして、体をリラックスさせている」。Eさんの場合、さらに義母の死も経験し、「義母を私、夫、子供2人で家で看取れた。自分にとってよい状態をつくるために、道場、このグループに通ってきている。自分のできる範囲で努力したい」と話していた。

Eさんの最初の発言に顕著なように、「二人称の死」は、中間期のがん患者にとって精神的なショックを伴って経験されることが少なくない。しかし同時に、いま見た例のように、身近に起きた死をタブーとせず、家族でその死について率直に話し合うことで、「生きていく力」を育てるきっかけとすることもできる。また「二人称の死」と向き合う経験は、患者自身が抱える死の恐怖をやわらげ、病を引き受けていくことに通じる。つまり、病との共存の目指す「心の態度」が培われていくのである。

生と死の間をゆれる　中間期のがん患者の心は、生と死をめぐって常にゆれ動いている。病を抱えながらどのように生きていくのか、目の前にある死というものをどのように捉えていけばいいのか。その「答え」は、日々の体調や些細にも思える出来事によって、絶えずゆさぶられている。そうした様子は、グループワークのなかでも頻繁に見られた。

たとえば、Eさんは「生きたいが、痛みがあっていけない。薬の副作用、湿疹があり、体に負担がかかって、無理ができない。我慢我慢。いろいろな症状が出ているから（中略）養生が仕事と言われているが（中略）もうそれでもよいかと思ったり、ぱーっとやろうと思ったり（何も考えずにあっけらかんとしていよう）、しょうがないと思ったり、1週間があっという間に過ぎていく」と語っている。やはり痛みや副作用によって、「いかに生きるか」がゆれているのである。

グループでは、生と死をめぐってゆれる心は常に存在し、それを受け入れたうえで穏やかな生き方を模索することが語られた。

Cさんは「死を思えば、ゆれてしまう。でもゆれるならゆれてもいい。ここへ来てよかったと思った……『こうしたい』気持ちを最後まで持ち続けることが、自分の死をまっとうできるように思う」（要約）と言っているが、この言葉はまさに、ゆれる心をそのまま受け入れている姿をあらわしている。

ゆれる心を受容することはやがて、自分が何かに「生かされている」という実感につながっていく。Dさんの言葉、「私はがんの患者として、（震災にあった）郷里の人は放射能という見えないもののなかで、ゆらぎながら生きている。そこで何かつながっているような気がする。そのうち帰省しようと思う」「いつ再発するかわからないが、今はこうして生きられるということでしょうか。朝の瞑想（浮かんだものはそのままで、禅宗のお坊さんの言葉）から始まり、日常の生活に入っていく」（要約）には、「ゆらぎ」が何か見えない存在につながり、そこで「生きていられる自分」の発見がなされている様子がうかがえる。

＊＊＊

生と死をめぐってゆれる心について、私たちは次の2つの方向を提示しながら助言を続けた。ひとつは「ゆれながらも、しがみつく」こと。ゆれる心そのものについては、やはり受け入れるしかない。しかし絶えずゆれながらも、一方では自分の希望や欲望にしがみついていくことも重要なのである。つまり、これまでも繰り返し見てきたように、自分の内にある「〜したい」という気持ちに素直になることである。

もうひとつは、つらい時には「何もしない」こと。いやなことはいやでいい。しんどいときは、すべてを投げ出して休めばいい。「これではいけない」「こうしなくてはならない」と考えない。「かくあるべし」の考え方に縛られない。自分で自分を追いつめない。身体的不調、わずらわしい人間関係、ショックを与えるような出来事、緊張を強いる治療など、つらいことがあれば、あれこれ思い悩まず、流れに身を任せて、もう何もしない。それによって、おのずと穏やかな生き方が見えてくるのである。

③変化した自分

私たちが行ってきたグループワークは、あくまで中間期のがん患者を対象としたものであるが、メンバーのなかには、がんと共に神経症性障害を抱えている人も少なくなく、その症状の経過には特筆すべき点があったので、ここに記したい。

たとえばCさんは、以前からがん以外にさまざまな病を抱えていた。自身の治療を続けながら母親を看取り、長きにわたり自分なりの生き方を模索してきた人である。そのCさんは、初回のセッションで泣きながら自分の不安を語った。怖くて「ＭＲＩ検査やＣＴ検査を受けられない」「歯医者に行けない」「コンサートに行けない」「飛行機に乗れない」など、数々の不安症状があらわれていたのである。

Cさんの神経症性障害について直接扱うことはなかったが、がんとの共存を前提に新しい生き方を考えていくグループでの取り組みは、不安症状の改善に効果があった。Cさんはグループに参加し続けるうちに、気づけば飛行機に乗れるようになり、MRI検査も問題なく受けられるようになったのである。

このように中間期のがんをめぐるグループワークを通じて、それまで抱えていた不安や抑うつ、神経症性障害が改善していく例は他にも見られる（詳しくは付録を参照）。今回のグループでは、Cさんの他にも、DさんとBさんが、「不安だったが安心感を得た」「愚痴を聞いてもらって支えになっている」というふうに、自分自身の変化を実感している。

喪失、がん、そして生きること

①Eさんの死をめぐって

第67回のセッションの2ヵ月前に、初回から参加を続けていたEさんが亡くなった。参加当初は60代前半。亡くなったときは65歳。肺がん、乳房、骨や肝臓など多発性の転移があり、過酷な治療を続けていた。不安感が強く、グループでは話題を一人で独占してしまう傾向もあったが、グループのなかでは存在感があり、彼女はメンバーの多くにその時々の不安を訴え、グループワーク以外でも話を聞いてもらっていた。

Eさんの死後初めてのセッションの前に、私たちは話し合い、Eさんの死を率直にメンバーに伝えることに決めた。Eさんは死の直前まで他のメンバーと連絡をとっていたこともあり、一部のメンバーはすでにEさんの死を知っていた。セッションで、メンバーは比較的冷静にEさんの死を受け入れ、悼んだ。

たとえば神経症性障害を抱えていたCさんは「さびしい、不安な感じを受ける。いつかこのような日が来ると思っていた。この会にいつも電話で誘ってくれた。感謝している」と、Eさんの死を予感していた自分を意識しながらも、Eさんがしてくれたことに感謝の意をあらわしている。また「お互いに誘い合って参加した。お互いに寄り添っていた。会の後で、いつも1時間ほど話す。Eさんは一生懸命生きていた。ここでのドクターのコメントの意味を後で確認しようとしたりした」というAさんの発言には、苦しい時期を共に過ごした「戦友」のような存在としてEさんが捉えられ、最期まで懸命に生きた彼女の姿をねぎらう様子が見てとれる。

Eさんの死はメンバーにとって「二人称の死」と言ってよいだろう。親しい人の死を経験したことで、自分がいかに生きていくかという問題を考えるようになったメンバーもいた。Bさんである。「Eさんはもういない。生きている今が大切だと思う。ものを捨てること、断捨離を考え、実行している。自分にとって一番大切なものは何かを考えざるをえない」。この言葉には、Eさんの突然の死によって「死は誰の身にもいつ訪れるかわからない」という感覚が芽生え、「自分にとって一番大切なもの」だけに意識を集中させる生き方に転換していく様子があらわれている。

こうしたEさんの死の受容の過程は、1ヵ月後の最終回のセッションにつながっていく。

＊＊＊

Eさんの死に関して、私たちは次の2つの方向性から助言を心がけた。

ひとつは「死を思う」こと。これはラテン語で「死を記憶せよ」を意味する警句「メメント・モリ」に通じるものである。もともとのメッセージは「自分がいつか死ぬことを忘れるな」であるが、自分の人生の先にもやはり不可避な死があると常に意識することで、自分自身を見つめ直し、「今、ここ」をどのように生きればいいか考える。メンバー全員にとって親しいEさんの死は、その意味でまさに「メメント・モリ」であり、私たちはそこに焦点を当てて助言を重ねた。

もうひとつは「死に方から学ぶ」こと。Eさんは3年半にわたり20回のセッションに参加した。初めて参加したときには、肺がんはすでに多発性骨転移、左乳房や脳に転移があるステージⅣの状態だった。その後も再発、転移を繰り返し、最後は病院に緊急に入院し、亡くなった。1ヵ月に1度のセッションとはいえ、Eさんのがんが徐々に進行し、さまざまな副作用や身体症状があらわれ、その不安に一方では圧倒され、他方では一生懸命生きようとするEさんの様子を、メンバーは間近で見ていた。彼女の「生きざま」そして「死にざま」に触れることで、教えられることがあるのではないか。身近な死を経験することで、今度は自分がどう生きていきたいかが見えてくるのではないか。私たちはメンバーに対してそのような問いかけを行った。

②生と死、生きること、死者とつながること

Eさんの死から1ヵ月後のセッション最終回で、メンバーは改めて生と死について思いをめぐらせていた。

この回では、ちょうどBさんの姪に子供が誕生したことが報告され、「人が生まれること／死ぬこと」がひとつのトピックとして話し合われた。Bさんの「死は人生。人間は生まれて死ぬ。死の恐怖を味わったおかげで、生命の誕生をしみじみ考えられる。神経症で悩み、死が怖かったが、人は生まれて死ぬことを実感できた。人が死ぬことを初めて気づいた」という言葉にあらわれているように、新しい生命の誕生によって、それまで死の恐怖に怯えていた心は大きく変化していった。

Dさんも「死を間近に感じながら、新しい生命に橋渡しをしていけたらよいと思う。自分の死を思う。それが命のこと、それを育てることの大切さを橋渡ししたいという気持ちにつながってい く」と語るように、やはり「人の誕生」を喜ぶことで、自分の死が次の命につながっていくという感覚を自然にもてるようになっている。

またAさんの「父の意識がなくなったときに、死んだ姉がこっちにいらっしゃい、いらっしゃい、と言ったそうです。自分も死ぬときは誰かが呼んでくれると思う。夕方に雲を見ると、今日一日ありがとうと死んだ人に声をかける」の発言には、生きる世界と死の世界、すなわち生と死が連続で

あるという実感がこもっており、彼女なりの死生観が形成されつつある様子が見てとれる。

＊　＊　＊

Eさんの死を悼むことは、メンバーにとって「悲嘆の作業」だったと言える(8)。彼女の死をワーク内でオープンにして、それについて率直に語り合えたことは、メンバーにとっても、また私たちにとっても大きな経験となった。つまり、この経験によって、死と生、生と死をめぐる話題を各々が受け止め、自由に言葉にできるようになったのである。最終セッションでの発言に明らかなように、そうしたやりとりが、メンバーのなかに「死と生は連続している」「自分と死者はつながっている」という感覚を芽生えさせ、独自の死生観を形づくっていった。

グループワークの考察

どのようなグループだったのか

①メンバーの構成

ここで取り上げたメンバーは全員、50代から70代の女性であった。そして、やはり全員が中間期のがん患者として、自分の病に強い不安を抱いており、ワークを通して何らかの変化を求めていた。すでに述べたように、うち2人は神経症性障害（パニック障害、社会恐怖／ＩＣＤ－10）を併せ持っており、本来がんとは直接関係のないそれらの症状も、森田療法に基づいたグループワークを重ねるなかで回復に向かい、各々の生き方をつかんでいく様子が確認された。

ただし、メンバーのなかには一時的な参加に留まった人も少なくなかった。その方々に対するフォローアップはしていないものの、数回のワークでがんの対処法や、その基本となる考え方を確認したのち離れていくというケースが多かったように思われた。

本書で扱うグループワークはいつでも参加・脱退が可能なオープン・グループであり、森田療法に基づく介入が中間期のがん患者にどの程度有効であるかを検討するやや実験的な意味合いも含んでいる。暫定的な結論として、ある程度の期間（数量的な検討はしていないが、およそ1年程度）このグループワークに参加すれば、がんから生じるさまざまな苦悩、不安、恐怖、落ち込みが軽減されたと言える。したがって森田療法に基づくグループワークは、中間期のがん患者に対する有効な援助法であると言えよう。

②経験の共有とその限界

全体で見ると、メンバーの9割は女性であった。その要因としてはまず、男性のがん患者の多くは自分で問題を解決しようとする傾向が強く、結果として女性患者が増えたことが考えられる。また女性患者は、人とのつながりのなかで、自分のつらさを表現することに男性ほど抵抗がなかったり、慣れていたり、あるいはそこに価値を見いだしやすかったとも言える（この点については今後の検討課題である）。

彼女たちはグループワークで率直につらさや弱さを表現し、それに対して互いに共感的に接していた。素直に自己開示をして、相手の経験を分かち合うという姿勢は、森田療法に基づくコメントとうまく絡み合い、場の雰囲気をつくりあげていった。こうしたメンバーのあり方が、グループワークに効果をもたらした一面も忘れてはならないだろう。

一方、男性の参加者はなかなか定着しなかった。

この問題に関して、グループワーク開催当初に参加していたZさんという男性の言動が印象的であった。Zさんは当時50代後半で大腸がん（ステージは不明）と診断されていた。しかし、外科手術や抗がん剤治療といった標準的な治療を断固として拒否し、相補・代替医療（漢方、食事療法）と、このグループワークにのみ取り組んでいた。ワークにおいて、Zさんは他者と経験を分かち合おうとせず、がん治療に対するみずからの信念を述べ続けた。他のメンバーはその選択を受け入れてはいたが、Zさんは常に内面に怒りを抱え、それを周囲にぶつけているようだった。Zさんは、他のメンバーからも、社会からも孤立しているように感じられた。それでも体調が悪化して外出が困難になるまで、グループワークには参加し続けた。

このような強迫的で自己完結型のがん患者は、男性に多い傾向があるかもしれない。このことも、私たちのグループワークに女性患者が多くなった理由であろう。

Ｚさんに顕著に見られたように「標準的ながん治療では助からない」と強迫的に考えてしまい、その結果「相補・代替医療など独自の方法が正しい」というふうに自分自身のやり方で自己完結してしまうタイプには、どのような援助が有効なのか。この問題もまた今後の課題である。

ここで、グループワークの限界についても述べておく必要があろう。

私たちのワークで、ある程度の自己開示と分かち合いができたメンバーは、中間期のがん患者で、比較的安定している時期にいる人たちだった。一方、がんが進行し、再発、転移していく病のプロセスに直面したがん患者は、身体的にグループに参加できなくなり、また他の中間期の患者たちと、みずからのつらい経験を分かち合うことが困難となる。Ｅさんはむしろまれな例である。

４章で詳しく述べるが、こうした患者には個人精神療法が必要になる。この時期は、病の進行に伴って、不安、恐怖、無念さ、なぜ自分がといった感情と、生きたいという欲求の間でゆさぶられる。そのゆれは、若ければ若いほど激しくなり、年齢を経るほどに穏やかになるようである。またこの時期は、その人の最も深いところにあったであろう家族への葛藤、思いなども語られるようになる。

病の経験から生き方の模索へ

①病の経験をどう理解するか

メンバーの大多数は、中年期から老年期にかけての「人生の転換期」にがんに罹患している。そうした転換期において生き方の修正を迫られるという経験は、まさに「危機」であり、その危機をいかに受け入れ、新しい生き方を模索していくかが主要なテーマとなった。

メンバーの発言から、がんに罹患する人には共通して、どこか無理をして人生を駆け抜けようとしている感があるように思われた。それについては3章を参照してほしい。

私たちは、病は反自然的な生き方への警告であると考えている。それゆえ、病という経験はそれまでの生き方に修正を迫るのである。Dさんの「できないことまでやろうとして無理をしていた自分がいたことに気づいた」という発言には、病が要求してくる修正と向き合おうとする姿が見てとれる。

今回の森田療法に基づくグループワークは延命を目的とするものではなく、あくまで病との共存を図りながら、納得のいく生き方を見つける援助を目的としている。こうした理解に基づく助言は、メンバーにとって共感しやすいものだったと思われる。また日々の生活のなかで実践しやすいものであったとも言える。

すでに述べたようにメンバーは全員、漢方、ホメオパシー、気功、サプリメントなど、さまざまな相補・代替医療を受けている。言い換えれば、参加者の大半が従来のがん治療に対して、納得できない部分を抱えているということでもあろう。あるいは実際の治療のなかで傷ついた経験をもち、他の治療法を模索していた。

②2つの生き方

このグループのメンバーの病の経験とその変化のプロセスから、2つの生き方が浮かび上がってくる。ひとつは自覚的に「生き方の転換」をするタイプで、もうひとつはゆれながら生きていくタイプである。

前項で紹介した「できないことまでやろうとして無理をしていた自分がいたことに気づいた」というDさんの発言は、今回のグループワークにおける典型的な「変化」をあらわしていると言える。すなわち、病以前の無理な生き方に気づき、病との共存を前提に心地よい生き方を求めるようになったのである。

Dさん自身は、こうした「変化」に非常に自覚的で、ワーク内でも積極的に自分の考えを繰り返し述べていた。やがて病によってもたらされた人生の危機を乗り越えたDさんは、病という現実、自分の弱さ、不安定な身体、思うようにならない数々の物事を受け入れていったのである。

H・リー・モフィットがんセンターの准教授で心理学者のヘザー・ジムは、病の経験がその人を成長させると指摘しているが、こうした受容の作業を通して人は「生かされている」という実感を得ると同時に、「今、ここで」を大切に生きようと思えるようになる。(9)

Dさんのように自覚的に変化していくケースの他に、「ゆれながら生きる」ケースも見られた。その典型はEさんである。がん患者の心理は、がんの経過、再発、転移など、その時々の病の状況によって大きく左右されるものであるが、Eさんも目まぐるしく変わる病状によって心理的に絶えずゆさぶられていた。しかし、そうした状況にあっても、Eさんはメンバーに支えられる形で森田療法の助言を自分なりに消化しながら、不安を言葉にして、懸命に生きていた。Eさんはグループワーク開始から3年6ヵ月後に亡くなったが、その死は周囲に依存し、ゆれながら、生の欲望にしがみついていこうとする彼女らしい死であった(4章を参照)。

ここではDさんとEさんに代表される2つの「生き方」の形を見てきたが、他のメンバーは、DさんとEさんのあり方の間で、さまざまな「生き方」のバリエーションを生み出していった。

生と死をめぐって

①生と死を語ること

すでに見たように、グループワークでは最初から生と死といったテーマが扱われていたわけではない。生と死について率直に語られるようになるまでには、メンバーの変化と成長が不可欠である。つまり、それぞれが抱える病の不安を分かち合うという経験を繰り返して、そのあとにようやく生と死を語れるようになるのである。また、コンダクターとコ・コンダクターである私たちも、やはり死をめぐる問題に直面する力をもてるようになったとも言えよう。つまり治療者も共に成長したのである。

「死の恐怖」について詳しく見ていくと、メンバー全員が「死そのものに対する恐怖」よりも「死に至るまでの苦しみに対する恐怖」のほうが強いことがわかる。「死ぬのは恐くないが、苦しむのはいや」ということを口々に話していた。

このような「死の恐怖」について、私たちは治療に積極的に関わるよう助言した。「苦しいに違いない」とただ漠然と不安を膨らませていくのではなく、どのような治療を受けたいか、その治療を受ければ自分の身体にどのような変化が生じるのか、その変化に他の患者はいかに対応するものなのかといった問題を主治医にぶつけることで、恐怖は流れやすくなるのである。治療を主治医に任せきりにせずに、自分から積極的に取り組むことが一番の解決策であると伝えた。

②生の自覚

がんに罹患することで人は「生きていること」に自覚的になる。

病以前と同じように生活できなくなり、これまで「無理をして生きていたこと」に気づく。一日一日を大切にしたいと考えるようになり、毎日をできるだけ「心地よく生きること」を目指す。不安定な体調や心理状態に置かれることで「ゆれながら生きていること」を受け入れる。目の前にある自分の死や、「二人称の死」、さらには新たな生命の誕生を経験することで、「生かされていること」を実感するようになる。

今、自分が「生きていること」に自覚的になる過程で、生と死はひと連なりになっていく。死は恐怖の対象、忌むべき対象ではなくなり、ただそこにあるものとして自覚され、受け入れられるようなった。

死を意識すること（メメント・モリ）、いずれは死を迎える存在であると受け入れることは、中間期のがん患者にとって、「現在を自分として生きること（生の欲望の発揮）」につながっていく。そこでは生と死が見事に結びついているのである。

3　がんサバイバーとその人生

がんサバイバーへのインタビュー

この章では、がん罹患という人生の危機を患者自身がどのように体験したかを、インタビューをもとに検討する。

がんという病の経験のなかで、患者たちはどのような心境にあったのか、家族や社会との関係にはどのような影響があったのか、いかにして病と共存する道を見いだし、新しい生き方へと踏み出していったのか。そうした一連のプロセスを、本人に直接インタビューして得られた言葉を再構成しつつ、いきいきとたどっていきたい。そうすることで、これまで看過されがちであった中間期のがん患者が、実際にどのタイミングで、どのような援助を必要としているかについて、示唆が得られるであろう。

ここで紹介するがんサバイバーの聞き取り調査は、２００５年から２００７年にかけて行われたものである。対象は、「生きがい療法実践会」の会員[1]、およびがん患者の自助グループ「ドングリの会」の会員[2]、つまり自分の病に対して、従来の医療の枠を超えて、自助的努力を払おうとしている人々である。あるいは、がんという病を抱える者同士の結びつきを求めている人々、病の経験について強い不安を抱え何とか解決しようと試みている人々と見ることもできる。

すでに述べたように、がんは臓器の病に留まらない。いまだに「がん＝死」のイメージが根強く、時に引き起こされる再発や転移によって、患者の存在そのものをゆさぶるのである。調査からすでに10年ほど経過しているが、ここで語られる問題はいまだに存在しており、中間期のがん患者をめぐる重要な課題であり続けている。

この聞き取り調査で経験したことは、2章で取り上げた森田療法に基づくグループワークでの助言を行ううえで大変役に立った。がんをたんなる臓器の病としてではなく、患者自身の人生と関連づけて理解しようという視点は本書を貫くテーマであり、聞き取り調査とグループワークを通じて、私たちはその視点の重要性に確信を深めた。

対象者と方法

生きがい療法実践会の会員11名（男性6名、女性5名、年齢54〜75歳）で、その疾患の内訳は、大腸・直腸がん6名、肝臓がん1名、子宮頸がん1名、卵巣がん1名、食道がん1名、乳がん1名であった。いずれも中間期のがん患者である。

1回のインタビューは1時間程度。やりとりはテープに録音したのちに文字に起こし、一連の経過を、人生の危機と転機、その後の心理的展開という視点から分析、解釈した。解析には、文字として起こしたインタビューの他、対象者が持参した病歴、本人のインタビュー記事が掲載されている雑誌、体験記が掲載されている刊行物を資料として用いた[3]。

病の経験と変化のパターン

解析結果から次の3つのパターンを見いだした（このパターンは神経症性障害の回復のパターンに類似するものだが、本書のテーマからは外れるため、詳しくは北西憲二著『回復の人間学』（白揚社）を参照していただきたい）。

1　がんの経験が人生の転回に結びつくもの
2　ゆれながら、次第に自分の生き方を変えるもの
3　穏やかに自分の病を受け入れていくもの

ひとつ目の「がんの経験が人生の転回に結びつくもの」に属するのは4名。性別は男性3名、女性1名であった。男性はすべて大腸がん、直腸がんで3名、女性は乳がん1名で、いずれも発症時のステージがⅢ以上であった。インタビュー時の年齢は55歳から70歳。最初にがんの診断、治療を受けてから4～19年が経過していた。

２つ目の「ゆれながら、次第に自分の生き方を変えるもの」に属するのは６名。性別は男性３名、女性３名であった。男性は、肝がん、大腸がん（肺がんを後に併発）、食道がんで、いずれもステージは不明である。女性は２名が大腸がんで、いずれもステージⅢ以上であった。１名は子宮頸がんで、ステージは不明である。インタビュー時の年齢は57歳から75歳。最初にがんの診断、治療を受けてから７～20年が経過していた。

３つ目の「穏やかに自分の病を受け入れていくもの」に属するのは１名。53歳のときに末期の卵巣がんと診断されたが、医療的治療は受けなかった。インタビュー時の年齢は75歳。最初にがんと診断されてから23年を経過して自然治癒した例である。

これから実際に11人のがんサバイバーたちのインタビューを見ていくが、パターン１には事例１～４、パターン２には事例５～10、パターン３には事例11が、それぞれ該当している。

がんサバイバーの危機、転機、その後の生き方

事例１　がんが教えてくれた自分らしい生き方

Ｌさん（男性・55歳）　24歳で胃の３分の２を切除（当時、胃潰瘍かもしれないと伝えられるが、はっきりとした病名はわからない）、36歳で直腸がんの手術（ステージⅢ後期）

がん以前の生き方

3人きょうだいの末子。本人によると、子供の頃は「おとなしい、手のかからない子」だったという。高校時代から薬学か医学の道に進みたいと考え、地元の大学の薬学部にストレートで入学、楽しい大学生活を過ごす。卒業後は研究者を目指して大学院に進学し、分子生物学を専攻していた。

24歳のとき、体調を崩して病院で受診したところ「胃潰瘍」と診断され、胃の3分の2を切除する手術を受けることになった。しかし、その直後に「本当は胃がんだったのではないか」と疑心暗鬼になったという。

「胃潰瘍」からは回復したが、研究者として「ちょっとそれでやっていける自信がなくなった」Lさんは、大学を離れ、製薬会社の研究所に就職する決断をした。

20代のLさんが経験した病と手術は、その後の彼の人生に2つの大きな転機をもたらした。ひとつは、病気により研究者の道を断念したことであり、もうひとつは、家族と医師に対して不信感を抱くようになったことである。この2つが、Lさんが後に30代で経験する病に大きな影響を与えることになる。

製薬会社の研究所の仕事は、Lさんにとっては物足りないものであった。27歳のときに、Lさんは迷った末に会社を辞め、周囲の反対を押し切って薬剤師として現場で働こうと決めた。

研究者から現場の薬剤師への転身を機に、Lさんのなかで「成功しなくては」「(転身に)反対した人たちを見返さなくては」という気持ちが生まれ、やがてそれが「かくあるべし」と自分を縛っていった様子が見てとれる。

結婚して子供が生まれ、新しい人生を歩み出したLさんは、街の薬局の管理薬剤師として働き始めた。独立を目指し、いつもぴりぴりしながら仕事をする毎日だったという。

がんの診断と治療

いよいよ自分の店を出そうというときになって、がんが発見される。Lさんは36歳になっていた。

「実は、その2、3年前から便に血が混じるとか、便が細いとか、便秘と下痢を繰り返すとか、そういう症状がありました。仕事柄、いろいろな症状の方の対応をするので、専門書も読んでいたのです。で、自分の症状はどういう病気かと調べた。直腸がんと直感しました。『まさか』と疑ったのです。子供も小さかったし、当時は今まで以上に『がん＝死』というかね、そんな印象がありましたから」とLさんは述べている。

奥さんの勧めでLさんがようやく病院で検査を受けることにしたのは、テナント物件も見つかり念願の独立が目の前に見えてきたという時期だった。触診した近所の開業医から「すぐに大きな病院で見てもらいなさい」と伝えられ、当時、薬剤師として働いていた関連のK病院を受診したところ、検査後すぐに入院となった。

医師の説明では胃潰瘍ということだったが、Lさんは素直に信じることができなかった。そして、その夜に奥さんから電話でがんであることが告げられた。

「いざやっぱり聞いてしまうと、頭が真っ白になっちゃうというのでしょうか、病室に帰って呆然と独りで泣いているといったらおかしいけど」と告知を受けたときの心境を語っている。

医師には不信感を抱いていたが、告知を通じて奥さんを信頼できたことはLさんにとって支えとなった。がんであると奥さんから伝えられたときには激しいショックに襲われたが、しばらくすると「生きて帰りたい」という生きる欲望を鮮烈に感じている。と同時に、「進行してくるがんという事実、あとどのくらい生きられるのか」という死の恐怖を強く意識するようにもなった。

手術は成功し人工肛門をつけずにすんだが、排尿が困難になるなど後遺症を抱えることになった。医師から直接がんの告知を受けたのは術後だったが、その説明は十分なものではなかったようだ。抗がん剤は内服のみで、副作用もほとんど見られず、5年間服用を続けた。退院後の2年間で腸閉塞を3回起こし、1ヵ月ほど入院したこともあった。あいかわらず排便、排尿の苦痛は続いており、そのことを気にしていたLさんは、退院から2年間は旅行などの団体行動をほとんどしなかったという。

死の恐怖と医師との関係

12月末に退院、Lさんが仕事に復帰したのは翌年の3月だった。

当時の様子についてLさんは次のように述べている。「手術後病状が安定してくると、再発や、あと何年生きられるか、など死の恐怖が大きくなりました。タイトルに『がん』と付く本を片っ端から読みました。考えたこともなかった死を現実的なものと感じ、妻と何度も話し合いました。でも再発、不安、死の恐怖には、たびたび負けそうになります」

がんの告知から手術、そして排尿や排便の困難といった後遺症までのある種の「ショック状態」を抜けると、今度は死の恐怖がLさんを襲う。Lさんがこうした心理状態に置かれたのには、主治医との関係も影響しているようだ。主治医はLさんの不安に十分応えてはくれなかった。

「こちらに対して答えてくれない。（中略）『ふーん』というだけで、とくに返事がないものですから（中略）そういう信頼というのは確かになかったですね」と不満の残る医師との関係が語られている。この時期の死の恐怖に対しては、医師との関係がきわめて重要であろう。

目標の変化

病の経験はLさんに死の恐怖を運んできたが、その一方で心境の変化ももたらした。「仕事を始めたら独立しなければならない、というふうにすごく意識が強かったものですから、それは諦めざるをえなくなったものだから、何かふっきれちゃって。（中略）その当時は生きることが目標というか、そんな感じで一時的には楽になったような感じですね」

このLさんの言葉にもあらわれているように、がんという病の経験は、今までの人生の目標に修正を求める。Lさんの場合、「かくあるべし」（仕事で成功する、店舗をもち独立するといった目標）から自由になり、「生きること」を目標とするようになった。そして、目標の修正がやがて気持ちの変化としてあらわれるようになる。

あるとき、Lさんは思い切って主治医に尋ねた。「僕は怖くて聞けなかったのですが、2年ぐらいたってから『先生、どのぐらいの程度だったのですか?』と聞いたら、『筋肉層まで行っていて、後期、Ⅲ期の後期だよ』と聞きました」

自分が「Ⅲ期の後期」のがんであるという事実に直面し、Lさんは不安を抱いたり落ち込んだりするようにもなったが、その事実に向き合い、引き受けようと思ったことから、彼のなかに本質的な変化が生まれる。

生きがい療法と出会う

手術から2年が経った頃、Lさんは伊丹仁郎著『生きがい療法でガンに克つ』(講談社)という本に出会う。当時の心境をLさんは次のように言葉にしている。「そのときに、すごく自分に『これだ』というふうに、不安、恐怖をあるがままに今に全力を尽くしなさい、恐怖を消さなくてもいいよというふうなことだと思いますけど」

Lさんによると、それまで読んでいた本は「不安を打ち消さなくてはいけない」「精神力は大切である」といった内容のものばかりだったという。だから、「いやそんなことをせんでもそのままでいいよ、と(伊丹氏の著書に)書いてあったのが嬉しかった」という。

Lさんのなかで発想の転換が起きたのである。「怖いままでよい」「今を大切に生きればよい」という森田療法の考え方は、死の恐怖で悩んできたＬさんの心に届くものだった。

早速Ｌさんは「生きがい療法実践会」に電話をかけ、事務局の担当者や伊丹氏と話した。これまで主治医を信頼できず、実のある会話が成立しなかったＬさんにとっては新鮮な経験だった。

これを機にＬさんは初めて、自分と同じ悩みを共有してくれる人、自分の恐怖を理解しサポートしてくれる人の存在を得たのである。

Ｌさんの口から語られる言葉からも、積極的に生きようとしている姿勢が伝わってくる。やや長くなるが、ここに彼自身の言葉を引用したい。

「今日一日すべきことを心に決め、出勤します。そして今日達成できた目標や、人のためにしたことを日記に記録します、そのことで、生きる意欲がますます多くなるのが実感できます」

「今まで死というものを考えたことがなかったことが、本当に、終末点が見えたような気がするのですね。そちらの方に自分をおいて、こちらを見るという。(中略)そういうことが自分でできる。そうなってくると今まで無限だと思っていた時間が限られていることもわかる」

「それからは、同じ1年でも2倍にも3倍にも感じられる。時間の密度が違う。それまでの、先が見えなくて生きていこうとするのと、死から逆算して生きていこうとするのとでは、まったく人生観が変わりますよ」

Ｌさんは、その後「生きがい療法」の活動に積極的に関わり、他のメンバーにみずからの体験を語るようになった。また42歳のときには会が主催するカナダツアーにも参加しており、退院後に団体行動を躊躇《ちゅうちょ》していたLさんの姿はもはやない。

病の解釈と現在の生活

Lさんは病によって人生の目標を修正せざるをえなくなったことを、肯定的に捉えるようになった。

「何か大きな転機があると、そういう病気が、神様にちょっと思いとどまるように、と言われている感じがするのですよね」「家内も言っていたけど、あなたはたぶんあのままで行ったらつぶれちゃっているでしょうと。自分もそう思うので」といったLさんの言葉には、がんが自分にあった生き方に導いてくれたという認識が含まれている。これはまさに1の「がんの経験が人生の転回に結びつくもの」であると言えよう。

Lさん自身は、45歳頃から自分の生きがいが最高レベルに達していると感じている。病を経験してからは家族と過ごす時間が長くなり、それを日々大切にしているという。「本当に力が抜けて（中略）もっと大きな高い夢をもたなくてはいかんと思いますけど、そこまで今はなくとも、それでも十分に自分の生きがいというか、レベル的には高いと思っているのですが」

「今、ここで」他者への感謝をもちながら自分の固有の生を生きていくということであろう。森田療法で言う「あるがまま」の境地である。

事例2　2つの人生を生きる

Mさん（男性・70歳）　61歳で直腸がんの手術（ステージⅢ）、人工肛門設置

がん以前の生き方

Mさんは3人の男兄弟の末子として生まれた。長男とは20歳も年が離れており、次男も8歳上である。5歳のときに父親が亡くなり、母親が女手一つで3人を育ててあげた。本人いわく、幼少期は経済的に「厳しい環境」にあったようである。高校卒業後に会社に勤務したのち、自営業を営むようになる。Mさんの中年期にかけて、次兄、長兄、そして母親を亡くす。

インタビューに同席した妻は、Mさんについて「おばあちゃん（Mさんの母親を指す）が『この子は内気な子だから（中略）自分の気持ちを表現するのは苦手な子だから、いつもそのことで損ばかりしている』といつも言っていた」と話していた。

Mさんは結婚して3人の子供をもうけたが、家庭でも仕事でも無口で短気な人だったという。妻は「お父さん（Mさん）に叱られると物が飛んできた」と振り返る。仕事一筋の人、職人的で一匹狼のタイプだったようだ。

Mさんが人生の転機を迎えたのは、60歳のときだった。その頃には3人の子供も順調に成長していた。予兆は4年前からあったという。あるとき、トイレで出血が見られたのである。しかし、仕事が忙しかったこともあり、痔だろうと病院にも行かずそのままにしていた。

医者に行けば終わりだ

ラジオ番組を聞いていたら、テーマが「がん」の話になった。

Mさんはふと「自分もがんではないか」とトイレでの出血を思い出したという。出血はあいかわらず続いており、状態もひどくなっていたが、やはり放置したままになっていた。病院に掛かりがんと診断されれば、仕事ができなくなるのではないか、自営業だから収入が途絶えてしまうのではないかと心配したのである。しかし、やがて貧血がひどくなり、妻から病院を受診するよう勧められたMさんは次のように答えたという。

「医者に行けばそれで終わりだ。（中略）切り刻んで、結局丈夫にはなれない（「回復しない」の意）で、また病院に戻って、『かんばしくないぞ』の繰り返しで、たとえば手術しても、相手ががんであれば、もう3年か5年、病院を行ったり来たり、行ったり来たりして、命を終わる。（中略）それは、自分がここまで生きてきた一生に対して、イヤなんだと。だったら、手術をして、3年、あるいは5年、長生きするなら、手術をしないで半年でもいいから、このままがんばれるところまでがんばって、終わりになってもいい」

Mさんの覚悟を聞いた妻は、「それ以上押せなくなってしまって、『わかった』と……」と口をつぐんでしまったという。Mさん自身は、せめて3番目の子供が結婚して所帯をもつまではがんばりたいと考えていた。「これでおしまい、終わり。自分が動けなくなるまで仕事をやろうって（中略）

とにかく、がんだっていうから、がんというのは、死だと思っているから、病院なんて行ったことないから、稼げるだけ稼いで（中略）何にもやってあげられない、ただそれだけですね」というMさんの言葉からは、家族に対する気持ちが伝わってくる。

家族で話し合うなかで、妻は「病院に本当に行かないなら、自分の人生でこうしてみたいということがないのか。それについてお金を使おう。（中略）何がしたい？」と提案したそうである。これに対してMさんは「（俳優の）松方弘樹みたいに、大型でトローリングをしてみたい」と答えた。トローリングとは、クルーザーで外洋に出てカジキなどの大型魚を釣りあげるレジャーである。

話はそこから意外な方向に発展していく。トローリングがしたいという話を3人の子供に伝えたところ、家族全員が参加することになったのである。結局、サイパンでトローリングに挑戦することが決まった。病の経験をきっかけに家族の結束が固くなっていったのである。

しかし、病態は容赦なく進んでいった。

Mさんは運転中に一瞬意識を失い、車を木にぶつけてしまう。その1ヵ月後には草刈りをしている最中にうずくまって動けなくなってしまった。とうとう近所の開業医で診察を受け、紹介状を書いてもらい総合病院を受診することになった。サイパンでのトローリングから3ヵ月が経っていた。

妻の説得と手術

病院で簡単な検査を受けたあと、すぐに入院するよう勧められた。

その場でMさんが医師に「入院するつもりないんですけど」と伝えたところ、医師からは「帰っても、家に着きませんよ」「普通の人の3分の1しかないのですよ、血が」と言われたという。Mさんは冗談まじりに「そんなことないですよ。仲間には血の気が多いと言われてる」と返したが、「それはちょっと違うよ」とあしらわれ、即入院となった。

結局、検査などで1ヵ月を費やしたのち、直腸がんであることが判明する。担当医からは手術を勧められたが、Mさんはこれを拒否。家族が呼ばれ、医師から説明を受けた。

そのときの状況を妻は次のように振り返る。「医師に『旦那さんは、手術を受けないと言ったけども、奥さん、調べた結果、がんはここ1ヵ所だけで、どこにも転移はしてないし、リンパにもがん細胞は見つからない。ここだけ取れば元気になれる可能性がすごく大きいから、旦那さんに手術を受けるように、家族からも話してみてくださいよ』と何度も言われたのです」

妻は医師にうながされてMさんを説得しようとしたが、Mさんは態度を変えなかった。妻が何度医師の話を伝えても「そんなの気休めにすぎない。あれだけ長い間出血して、大騒ぎして、貧血起こして倒れることになってきているのに、1ヵ所だけ取ったら治るなんて、そんなばかな話あるか」と、誰も信用しようとしなかった。結局、妻の「お願いだから。今まで、お父さんの言うことを聞いて、サイパンでもグアムでも行って、お金なくなっちゃったけども、1回ぐらい私の言うこと聞いてくれてもいいじゃない」という言葉にしぶしぶ説得される形で手術を受けることになった。

手術は成功し転移もなかったが、術後のMさんをつらい現実が待ち構えていた。人工肛門（消化管ストーマ）をつける必要が出てきたのである。

ストーマからうつ状態へ

Mさんは手術から1ヵ月後に退院する。

抗がん剤を使う必要がなかったので、他の多くのがん患者が経験するようにその副作用で苦しむことはなかった。しかし、消化管ストーマがMさん夫婦を徐々に絶望の淵に追いやっていく。

当時の状況を妻はこう回顧する。「毎日、2人で向かい合って泣くわけですよ、便の始末が上手にできないって。それで、かぶれちゃって。血だらけになって、貼ったとこがかぶれちゃって。あまりにもかわいそうなので、1日でもこれを貼らないで、乾かさしてやりたいと思って、自分で一生懸命、主人のストーマを見ながら、ちょっとアイデアを凝らしたものをつくって、それをカパッてかぶせて、それを包帯で」

消化管ストーマとは腸管から直接排泄物を出すための、いわゆる人工肛門であるが、内容物を貯める袋（パウチ）を皮膚に直接固定する器具（フランジ）の部分で排泄物が皮膚につき、かぶれなどの障害を引き起こすことがよくある。Mさん夫婦はかぶれない方法を見つけようと、1年にわたり試行錯誤を重ねた。パウチの大きさを変える、交換の間隔を調整する、フランジとの接着面に保護テープを貼るなど、あらゆる方法を試したようだ。

その試行錯誤の期間はつらく、Mさんは「手術しないで、そのまま逝ってしまえばよかった」と思ったという。かぶれに加えて、「におい」もMさんを追いつめた。周囲から臭いと思われるのではないかと気にして、人と会うことを避けるようになったのである。気づけば、何もせずに引きこもっている生活を送っていたという。おそらく当時のMさんはうつ状態にあったのであろう。

手術から1年後、Mさんに転機が訪れる。

たまたま参加した「ストーマの会」で同じ境遇にある人たちから「かぶれない方法」を教えてもらったのである。そこからMさんのうつ状態は徐々に回復していった。しかし一方では妻が看病に疲れて体調を崩し、15日ほど入院したこともあったようだ。

体調が回復した妻は、今度はMさんをがん患者の自助グループ「ドングリの会」に連れ出した。Mさんはここで新鮮な経験をすることになる。

Mさんのそのときのことを次のように振り返る。「みんな、がんなのに元気なんですよ。(中略)行けばやっぱりみんなに会えるから、また元気になって帰ってこれる。また行く。(中略)みなさんに会うといろんな勉強になる」

「ドングリの会」を通じて、Mさんは人と会うことを楽しむようになる。これまでのMさんには見られなかった一面である。幼少の頃から内気で人見知りだったMさんだが、実は人懐っこい部分も持ち合わせていたのである。

「ドングリの会」に参加し続けるうちに、やがて新しい自分を意識するようになっていく。「がんだという病気のことをあんまり考えないようになってきましたよ。(中略)ただ、ストーマがあるから、これだけはもうどうしようもないから。あとは悪いものはもう取ってもらったし、何もない、悪いとこはないよ。(中略)がんになったら明るくなったかな」というMさんの言葉に、自分の新しい一面を自覚しつつある様子が見てとれる。

大腸がん、そしてストーマをつけながらの生活は、Mさんを絶望させ、うつ状態に追いやった。しかし、それはたんなる病としてのうつ病ではなかった。むしろ、Mさんのうつ状態は、新しい生き方への橋渡しの役割を果たしたと言えよう。手術後のうつ状態が「どん底の経験」となり、やがて底を打って回復していったのである。

2つ目の人生

この時期のMさんの変化を妻は次のように見ていた。

「心の中では人のことを大切にはしていたのでしょうけれども、態度と顔にはなかなか出ない。それが、手術して1年目、年が経つにつれて、人の痛みというのを自分の痛みと同じように考えてくれるようになって。(中略)私が腰痛いと言えば、腰痛いときはこういうことがいいんだとか、本当に人の痛みがよくわかってくれて、昔とはまるっきり、一八〇度違うんじゃないでしょうか」

ストーマをつけながらの生活で味わった「どん底の経験」がMさんを変えていった様子がよくわかる。他者に共感できるようになり、他者のつらさを自分のつらさと同じように受け止め、寄り添えるようになったのである。

さらに妻はこう語る。「あの頃のお父さん（Mさん）はどこ行っちゃったの、と思うぐらいに、本当に優しくなって、そして、思いやりがあって、何ていうのでしょうか、2つの人生。（中略）一人の人間としたら、ひとつの人生、一本道しかない人生で終わるんでしょうが、お父さんは、なんか2つの人生をちゃんとこなしているような気がします」

大腸がんの罹患、消化管ストーマの対処、1年にわたるうつ状態、そして自助グループへの参加といった一連の経過のなかで、Mさんはそれまでとは明らかに違った生き方をするようになったのである。一匹狼的に生きてきた内気で無口なMさんは、根っこに優しさや人懐っこさを隠していた。そして、その部分が病の経験をきっかけに、外にあらわれてきたのである。

病を得るまでは「かくあるべし」と自分を縛り、ぴりぴりと緊迫した人生を歩んできたのであろう。それが病を機に「ありのままの自分」を受け入れるようになったことで、Mさん本来の生き方が浮かびあがってきたのである。

現在70歳となったMさんは、すでに廃業していた自営業に代わり、5人の仲間と一緒に仕事をしている。今はそこでの付き合いも楽しんでいるという。職人的に一人で仕事をしていたかつてのMさんとは、まったく異なる姿である。

事例3　仕事中心の生活からの脱却

Nさん（男性・60歳）　57歳で大腸がんの手術

がん以前の生き方

インタビュー時、Nさんは60歳。57歳のときに食後腹痛を訴えて近所の開業医を受診したところ、ひどい貧血であると診断され他の病院に緊急入院することになった。その1週間後に入院先の病院で大腸がんの告知を受け手術。1ヵ月後に退院している。

母親が60歳で大腸がんで亡くなっているため、Nさんは当時の心境を「自分もその歳になったか、と観念して開き直れた」と振り返る。

Nさんは3人きょうだいの第二子。兄と妹がいる。4年制大学の理系学部を卒業したのち中小企業で技術職に就き、やがて会社が成長すると管理部門も経験した。Nさんは職場でも職人肌で面倒見のいい性格だったようだ。結婚して2人の子供をもうけたが、家庭のことは妻に任せきりで、まさに「仕事人間」「企業戦士」だった。

抗がん剤治療とがんの怖さ

がんに罹患したのは、新卒で入社した会社を退職し、新しい事業を立ち上げようとしていた矢先だった。すでにいろいろな会社と顧問契約を結び終え、いよいよ始動といったタイミングだったようである。

術後の経過はよく、担当医から「回復が早い」と褒められたという。しかし、直後にがんの5年生存率と転移の可能性について告げられ、抗がん剤の治療を提案された。Nさんが「初めてがんの怖さを感じた」のは、この時点だった。抗がん剤の治療がどれほどつらいものであるかは、母親の治療を通して知っていたのである。抗がん剤の点滴を2回目、3回目と続けるうちに体力、気力が落ち込み、「このままでは駄目になる。初めて死ぬと思った」という。

結局、担当医と相談して抗がん剤の点滴を中止、服薬に切り替えたが、やはりつらいので、再度相談を重ねて抗がん剤治療そのものを止めることにした。

生き方の転換

抗がん剤による治療を止めて、これからどうするか。これはNさんが自力で考えなくてはならない問題だった。結論から言えば、この問題に取り組むなかで、Nさんは生き方を転換していくことになる。

抗がん剤に代わるものとして、Nさんは気功やサプリメントといった代替医療、森田療法に基づく「生きがい療法」に積極的に取り組み始める。その過程で同じような境遇にある仲間と出会い、励まし合うようになった。「病人」となって受動的に毎日を送るのではなく、ＱＯＬ（生活の質）を高めることを目標に日々を生きていくことができたという。

次第にNさんの内に感謝の念が生まれてくる。

つらい闘病生活を支えてくれた家族をありがたく思うようになり、人の話に丁寧に耳を傾けられるようになった。そして何より、こうした変化自体に意味があることに気づいたという。ただ、会社は何もしてくれず、失望したようである。

Nさんは病の意味について「病気になって本当によかった」「病気になって感謝するというのはありますね」と言葉にしている。病を通して「柔らかくなったっていうか」と自身の変化を実感しているようである。

現在、Nさんはいろいろな会社の顧問を務めるかたわら、NPO法人、家族カウンセリングセンターで心理カウンセラーとして働いている。今のNさんが大切にしているのは「現場」「現物」「現実」に即した生き方であるという。「ありのままに受け入れること」をNさんなりの言葉で捉え直したものであろう。現実を受容しながら、そこにいつでも可能性を見いだしていく。それが病を経たNさんの生き方の基本である。

死の恐怖に直面したことで、Nさんは家庭を顧みない企業戦士から、家族に感謝して周囲の人に温かく接することのできる「柔らかな人」となった。Nさんが本来もっていたよさが、そのまま表現されるようになったと言えよう。

事例4　うつ状態を転機にして

Oさん（女性・69歳）　61歳で乳がんの手術（ステージIII）

がんの診断、治療

Oさんが乳がんと診断されたのは、61歳のときだった。

以前から胸にしこりがあり、3度目の検査で乳がんであると判明する。こうした経緯から、ある程度覚悟もできていたのであろう。がんの告知は比較的冷静に受け止めることができた。58歳で母親を肺がんで亡くしており、その際に在宅医療で5ヵ月ほど看病していた経験があったことも、Oさん自身の病の経験に影響しているように思われる。母親は、最期はにっこりと笑みを浮かべて息を引き取ったという。

担当医との関係も良好だった。「怖い先生」ではあったが、信頼はできたという。その担当医のもとで手術を受けられたこと、同時期に12人の同病者に出会えたことは、Oさんにとって大きな心の支えとなった。術後は毎日、仲間と一緒に胸部の硬直をやわらげるリハビリに励んでいた。

その後、Oさんは1年ほど抗がん剤や放射線による治療を受けている。同病者とは交流を続けていたが、その多くが亡くなっていった。そうした身近な死、すなわち「二人称の死」がOさんの心境に影響を与えたようである。一方ではがんになったということを受け入れようとするが、他方では再発、転移に対する不安が高まったようである。

そのときの心境をOさんは「ものすごく不安だったのですね。再発、転移が……どうしてよいのか、わからなくなりました」と述べている。

何が一番大切かを知る

実はOさんは、がんの手術の後に自宅の引っ越しがあり、それをきっかけにうつ状態に陥ってしまったようである。62歳のときで、それは半年ほど続いた。

Oさんが語るには、同病者の死（二人称の死）などの影響もあり、がんが転移しているのではないかという不安と、引っ越しの心労が重なったという。Oさんはそれまで関わっていたボランティアからも完全に手を引き、免疫力を高めようと免疫療法や漢方療法に取り組むようになった。このうつ状態がむしろOさんの転機をもたらした。

「生きがい療法実践会」が開催している富士登山のことを知ったのは、ちょうどこの時期だった。「これに取り組んでいこう」と即座に判断したOさんは、「生きがい療法実践会」の活動に参加して富士登山を目指すようになった。

当時の心境をOさんは次のように振り返る。「何か非常に甘えが多いということに、自分自身も気づいたんです。私、偉そうにしてきたけど、なんや、全然甘えてるやん、と思ってね。これはやっぱり、がんというのは、自分で引き受けないかんという病気であり、こんなに甘えの気持ちがあったんでは、病気にも立ち向かえへんなということに気がつきましたね」

夫に頼りきっていた自分に気づき、がんという病を自分で引き受けようと覚悟したことが、うつ状態から抜け出すきっかけとなったのである。結局、Oさんは1年かけて準備し、見事富士登山へのチャレンジを果たした。その後のOさんは、中断していたボランティア活動を再開するなど、自分の人生に積極的な姿勢をとるようになった。

以上が、Oさんが乳がんの診断を受けてからインタビュー時までの経過であるが、この7年にわたる経過のなかで彼女の心境は大きく変化していた。

「私はもう治ろうと思ってないよ。がんとずっと共存していくつもり。いい形で付き合っていきたいと思っている」という彼女自身の言葉にあるように、がんと共存していくことを前提にこれからの人生を考えるようになり、同時に一方では「人間は死ぬんやから、いつ死ぬか、どんな死に方するかということが大事。その準備をやっぱりしとかんといかんと思うね」と己の死を見据えている。

自分の目の前に立ちはだかる病と死を、あるがままに受け入れたOさんは、うつ状態から脱し、「生きる欲望」に実に素直に反応していった。

「私は、あんなことしたい、こんなことしたい、したいことはいっぱいだから、しようと思ってるし、子供たちとも楽しく孫たちとも楽しくやりたいと思ってる。いろいろ十分にしたいと思うわ、という話をするんですね」とキラキラと顔を輝かせながら語るOさんの姿は非常に印象的であった。

また「今、ここで」生きたいという希望も、「命には限りがあり、終わりがあるといったら、何が大事で何が大事でないかわかってくる。何かそれを物差しに置いてみたら判断ができるということに気がつきましたね」という表現によくあらわれていると言えよう。

病の経験をきっかけにOさんの内面で何かが吹っ切れ、感情の面でも穏やかになっていったようである。かつてトラブルが原因で疎遠になった友人と再会した話をOさんが始めた。「今までいろんな恨みつらみがあったり、嫌なことがあったりしたけれど、何かそれもすべてよかったと思えるようになったのですよね。だから、別れていった友達ともまた出会えたし。本当に、相手の子もがんになっていて、先に逝っちゃったんですけどね。ふたたび素直に付き合える友達になれた」

この言葉には、彼女の身に起きた重要な転換がはっきりとあらわれている。つまり、自分の命が限りあるものであると気づくことで、人生で何が一番大切かを知るのである。過去の遺恨も感情のわだかまりも全部ひっくるめて「あれでよかった」と思えるようになる。これはまさに、すべてをありのままに受け入れる「自己受容」の作業であると言えよう。

事例5　傷つける言葉、支える言葉

Pさん（男性・69歳）　大腸がん、肺がん（右中葉全摘）、肺がん再発手術、心筋梗塞、脳梗塞

がん以前の生き方

Pさんは5人きょうだいの末子として育った。Pさんだけ母親が異なり、その母親が5人を育てあげた。長女は2歳で亡くなり、長男も62歳で他界している。

Pさんの記憶では2、3歳の頃は母親の実家に預けられていたようである。幼稚園には自家中毒のため通えず、小学生の頃はいじめられっ子であったという。その反面、負けず嫌いな性格で、時にはいじめっ子を泣かすこともあったようだ。また、絵を描くのが得意で、それに救われた時期もあった。

Pさんは人に気を使い、几帳面なほうである。その性格と、苦労していた母親の姿を見ているせいで、「親の恩は海よりも深し」という言葉が身に沁みているという。

その母親が他界したのは、Pさんが38歳のときだった。

あるとき、会社の出張のついでに一人暮らしをしている母親を訪ねると、体調を崩して苦しんでいた。Pさんは心配して入院させた。その後、母親と電話で話しているときに「なんとなく変だ」と感じて、近所の姉に連絡をしたが「なんでもないよ」と返され、そのままにしてしまった。結局、数日後に布団のなかで亡くなっている母親を姉が発見することになる。

偶然にも、母親の新盆と一周忌が出張と重なり、仏前で手を合わせることができた。それによって母親とつながっているという実感をもてるようになったという。「奇跡だった」とPさん自身は表現している。こうした母親との結びつきが、後のPさんの闘病生活を支えることとなる。

大学卒業後は技術系の会社に就職。他社と合併して生まれた会社だったこともあり、人間関係は複雑だったようだ。やがてPさんは結婚して2人の子供をもうけた。

自分が自分じゃないような感覚

Pさんが大腸（S状結腸）がんの診断を受けたのは、52歳のときだった。さらに59歳で肺がん、63歳で肺がんが再発し、計3回の入院を経験している。

最初にがんを告知されたときの心境について、Pさんは次のように語る。「すぐにショックは受けなかったけれども、こういうものはじわっとくるんです。それで、すぐに買った本が『大腸がんの手術』という本かな。それと、もうひとつは柳田国男先生の『死の医学への序章』かな。（中略）これがどっちも当時としてはどんぴしゃりの本だったなと思っています。（中略）いろいろながん患者のお話もなかにどんどん入っているので、そうすると読みながら泣いているのです」

本を通じて自分と同じようにがんを抱えている人々の経験に触れることで、Pさんは徐々に運命を受け入れられるようになった。しかし、その一方で「自分が人間じゃないような」違和感を覚えてもいる。「何か自分が人間じゃなくて火星人になったような、人間じゃない別の動物になったような、そういう違和感を感じた。それは僕だけじゃない。ほかの人も、かなりそういう話はしていったと思いますよ」

人は、消化できないような強烈な経験をすると、しばしばこのような違和感を覚えるものである。Pさんにとって自分ががんであるという事実は、とても受け入れることのできないものだった。

周囲の言葉に傷つく

この頃、がんの告知と手術というショッキングな出来事に追い打ちをかけるような事態が、Ｐさんに降りかかる。会社から「肩叩き」にあったのである。

退院したＰさんが出社すると、席がなくなっていた。その対応は、暗に「君はリストラの候補に挙がっている」と匂わせるものだった。入社以来、技術畑を歩み続け、会社に貢献してきたと自負するＰさんにとって、がんの告知以上にショッキングなことであった。これまで苦労を共にしてきた上司に相談したＰさんは、その上司から思いもよらない言葉を告げられる。

Ｐさんいわく「貧乏人になれ」というような言葉をかけられ、そそくさと話を切り上げられたのである。正確には「生活のレベルを落とさねば仕方がない」という表現だったようだが、長年の仲間に対する思いやりがないという点では、Ｐさんには等しく感じられた。

中間期のがん患者の心は絶えずゆれている。がんと告知されたショック、押し寄せてくる死の恐怖、過度の緊張を強いられる体といった要素が、患者を周囲の言動に対して過敏にする。実際に治療の過程では、医療従事者や周囲の人々からかけられる言葉によって、心の傷を深くしてしまう例がよく見られる。

心ない言葉がトラウマを悪化させてしまうことは言うまでもないが、善意から発せられたものであっても、共感性に欠けた言葉が患者を傷つけることがある。上司はＰさんの今後を心配してアドバイスをしたつもりだったのかもしれないが、Ｐさんはその言葉によって打ちのめされた。

穏やかな生き方へ

結局、Ｐさんは他の会社に仕事を見つけた。

がんの告知や治療、リストラといったトラウマを乗り越えていき、次第に心の安定を取り戻していく。その間に3回のがんの手術、心筋梗塞、脳梗塞を経験していたが、同室の患者やいつでも臨機応変に対応してくれる看護師の存在に支えられて、乗り越えていった。それでも闘病中につらい夢を見たときには、母親が自分を守護してくれていると信じて、涙を流すこともあったという。

Ｐさんの回復の過程では、とくに「ドングリの会」の活動や、人前でみずからの病の経験を語る機会が大きな役割を果たしたようである。具体的には、医療関係の学校で話すことが多かった。

そうした体験を重ねるなかで、Ｐさんは徐々に穏やかな生き方を見いだしていった。

Ｐさんは読書家である。がん罹患以降、本はＰさんの人生に大きな影響を与えた。以下にＰさんが心の支えにしていたという言葉をいくつか紹介しよう。

「やがて死ぬけしきは見えず蝉の声」（松尾芭蕉）
「人はがんで死ぬのではない、寿命で死ぬのだ」
「比べて悲しむと自分を見失う、比べて喜ぶと他人を傷つける」
「自分が主治医のつもり、今日一日の目標、人のためになる」

Pさんによると芭蕉の句は、「今、ここで」の生き方があらわれているところが好きだという。セミの命は1週間しかないが、そのことにとらわれず「この瞬間」を一生懸命に生きている。その姿がPさんの死生観に重なるようだ。一種の無常観である。

芭蕉の句が「哲学」であるとすれば、残る3つはいわば生活における「実践」である。がんのせいで死んでしまうと怯えるのではなく、死は「やがて訪れるもの」として自然に受け入れる。あることないことを気に病まず、限界のある自分という存在をあるがままに受け入れる。自分の体調と上手に付き合いながら、一日一日を大切に生きていく。Pさんが病の経験のなかでつかんだ新しい生き方が、3つの言葉にはよくあらわれている。

Pさんは現在、妻と夫婦ふたりで穏やかな日々を送っているという。「その日一日を大切に生きている」。その言葉には、技術者としてひた走ってきた人生を脱して到達した境地がある。

事例6　病と離婚

Qさん（女性・57歳）特発性血小板減少性紫斑病、C型肝炎キャリア、50歳で大腸がん（ステージⅢからⅣ）、人工肛門設置

がん以前の生き方

Qさんは子供の頃から病弱であった。

飲食店を営む両親のもとに一人娘として生まれたQさんは、本人いわく「病気の問屋」であり、いつも何かしら体調に問題を抱えていた。しかし、今となって思えば、幼少時から病気ばかりしていたことで、親子の関係がよくなり、安定した家族生活になったのではないかという。

自身の人生と病気とのつながりについて、Qさん自身は次のように語る。「10代に病気になって、それでも若かったから、怖いもの知らずできたけど、母いわく、私もそれを思っているのですけれども、『病気のおかげで、逆にいい人生を歩んだ。大切ないろんなことがあって、きっと、あなたは病気がなかったら、兄弟もいないし、私たちもこういうふうな関係になっていなかったから、どうなっていたかわかんないよ』と言っていたのです。飲食店をやっていて、うちも派手だったし、いろんなこともありましたが、それが病気のおかげで、わたし自身もそういう小さいときから、両親の仲もうまくいくようになったりして、神様って、やっぱり、見守ってくださっているのかなというふうに思っています」

18歳のときには特発性血小板減少性紫斑病（ＩＴＰ）という病気になった。これは名前の通り、血小板が減少することによって出血しやすくなる難病である。ＩＴＰによりQさんは入退院を繰り返し、死線をさまよったことも一度や二度ではなかったという。そうしたなか偶然にも小学校1年生のときのクラスメイトと再会する。このクラスメイトと25歳で結婚し、2人の子供をもうける。

結婚、出産後のQさんの生活は順調だった。ところが結婚生活が20年を過ぎた頃、Qさんの生活に暗雲が漂い始める。

技術職で仕事に自信のある夫はすでに独立して事務所を構えていたが、人間関係がうまくいかなくなり、次第に酒を飲んではQさんに当たるようになったのである。「俺が俺がの人で、自分で仕事ができるものだから、まわりが馬鹿に見えるようでした」

当時、Qさん自身も余裕のない生活を送っていた。Qさんは36歳から46歳までの10年間にわたり飲食店を経営して、かなり繁盛していた。しかし生活サイクルは乱れていた。深夜まで働いて、夕飯はあり合わせのものをかき込んでばかり。毎日のように酒を飲んで、本人いわく「暴飲暴食」を極めていたという。Qさんの実家で両親も一緒に同居していたこともあり、子供がいても何とかこうした生活を続けてこられたのかもしれない。

夫による言葉の暴力と余裕のない生活が、Qさんを徐々にむしばんでいったようである。とうとう49歳のときに夫に離婚を切り出したQさんだったが、時を同じくして大腸がんの診断を受ける。激しい腹痛と便秘で内視鏡検査を受けたところ、内視鏡が肛門から18センチのところで進まなくなり、詳しく検査した結果、がんであることが判明する。

生きて見返してやろう

大腸がんと診断されたQさんは手術を受けることにした。

この手術で大腸を2ヵ所、浸潤していた子宮、卵巣、リンパ節を切除している。7時間にわたる大手術であったという。これはのちに判明することだが、手術した時点で主治医は「半年しかもたない」と考えていたようである。持病があったため、抗がん剤は飲まなかった。

術後は消化管ストーマ（人工肛門）をつけることになった。そのつらさは、Mさんの事例（98ページ）で述べた通りである。液状の便が四六時中出るようになるため、退院したQさんは日に何度もトイレに行かなくてはならなくなった。ところが、夫はQさんを思いやるどころか、「てめえ、俺が帰ってくるとクソ、ションベンばかりしやがって」と暴言を浴びせかけたという。さらに夫は、腹部から排泄物を貯める袋（パウチ）を下げているQさんに対して夫婦生活を迫ることさえあったようだ。

結局、3回の離婚調停を経て、ようやく離婚が成立する。調停中も夫はQさんに「おまえにはもう時間がないのだ」などと毒のこもった言葉を浴びせた。そのような夫の姿を目にしたQさんは「5年間生きて、見返してやろう」と思ったという。Qさんの強さがうかがえるエピソードである。

また2人の娘のためにも「絶対に生き抜く」とQさんは心に決める。実際、口に出して娘たちと約束を交わしたという。さらに母親からも「病気と寿命とは違うのよ。あなたには寿命があるのよ」と励まされて、Qさんは決意を固くした。

がんのおかげ

インタビュー時、Qさんは夫と別れ、娘が結婚し、孫にも恵まれ、「今が一番しあわせ」と言っていた。幼少の頃より病弱で、もともと「病気のおかげで人生がよくなった」という感覚を持ち合わせていたQさんだったが、がんという病の経験を通じて、その感覚はより鮮明になっていったようである。

「がんのおかげですね。そう言うと、がんでいろいろ治療している方が『えっ』て言うのね。だけども、がんにありがとうと思えるようになったのは、（最初の診断から）3年目ぐらいから。（中略）お友達関係もドングリの会を通じたり、いろいろないい方たちと出会えて。（中略）途中で亡くなっていく方もいらっしゃりますが、そういう方にもすごく教えていただいたり」

Qさんは48歳のときに食道がんの父を看取っているのだが、そのときに知った「ドングリの会」に自分も入会することにしたという。「ドングリの会」で多くのがん患者と交流をもてたことも、Qさんが生き方を転換していくきっかけとなったようである。

今のQさんは思いのほか忙しい毎日を送っている。「母が、私と旅行に一緒に行くのが夢なの、どっかに行きたいと。母は母でお友達と行くのですが『あなたと行きたい』というので。（中略）今は毎月のように母親と旅行しています。（中略）最近は踊りとか、いろいろなところのお参りしたり、講演会に聞きに行ったり、結構スケジュールはいっぱいです」

飲食店を経営しながら「もっと、もっと」と心身を酷使しながら走り抜けていく人生から、心の内にある「〜したい」という気持ちにしたがっていく人生に切り替えたQさん。その言葉には、新しい生き方を見つけた彼女の明るさがあらわれている。

事例7　体からのメッセージ

Rさん（男性・64歳）　52歳で食道がんの手術。その後放射線治療、リンパ節転移。手術の後遺症のため嚥下困難

がん以前の生き方

Rさんは、自分の人生が「くそったれ人生」であったと語る。

4人きょうだいの2番目として生まれ、経済的な理由から中学卒業後に15歳で職を求めて大阪に出ている。仕事をしながら定時制の高校に通い、一生懸命に生きていた。常にハングリー精神をもっていた青年であったという。やがて結婚して2人の子供をもうけるが、本人いわく家庭を顧みることはなく「いい夫」ではなかったようだ。

Rさんの人生を大きくゆるがす出来事が起きたのは、47歳のときだった。弁当店を経営していたRさんを裏方として支えてくれていた妻が、脳幹部出血により45歳で突然死したのである。

まだ小学生だった2人の子供を抱えながら、弁当店を3店舗運営するという生活は、それは大変なものだった。朝から晩まで走り回り、食事もほとんど取れない状況だったという。ストレスからか、タバコを日に70本ほど吸い、酒の量も増していき、やがてコントロールできなくなった。また仕事上で抱えていたトラブルが裁判に発展し、先が見えない厳しい状態に陥っていく。

臨死体験からの帰還

Rさんが食道がんの診断を受けたのは、52歳のときだった。のどに違和感を覚えたのが最初だった。次第に固形物がのどを通らなくなり、食事の代わりに毎日「ハイカロリーのビールを3、4本」飲むようになった。そんなRさんの様子を見て心配した子供たちが、病院に行くよう勧めたようである。受診の結果、検査入院となり、主治医から「食道がんです。悪性でかなりの進行状態です。すぐに手術をしなくてはなりません」と伝えられた。

がんの告知はRさんにとって、まさに青天の霹靂《へきれき》だった。

「ハンマーで頭を打たれるような」衝撃と死の恐怖に全身が包まれ、頭が真っ白になったという。手術までの1週間はベッドで涙を流し続けた。仕事のこと、膨大な借金のこと、子供たちの今後の生活のこと……さまざまなことが脳裏をよぎった。

手術は13時間に及んだ。術後は集中治療室で生死をさまよっていた。そのとき、Rさんは臨死体験をする。

「お寺の大伽藍のなかにいました。（中略）2人の小坊主さんがおいで、おいで、と手招きしながら近寄ってくるのを振り払い、必死に逃げ、そこで目が覚めた」

のちにRさんは、この臨死体験があったから死を乗り切れたのだろうと考えるようになる。

退院後、死の恐怖を振り払うようにRさんの「闘い」が始まった。

「何が何でも食べる」と心に決め、栄養をとることで体力、免疫力をつけることに専念した。後遺症のため食物がのどを通りにくいこともあったが、そのたびに病院で処置をしてもらい、懸命に食べ続けた。その頃に受けた放射線治療は60回に及んだが、その回数からもRさんの強烈な生への執着がうかがえる。

しかし、一方では「闘い」のなかで心身ともにぼろぼろになっていく自分がいた。死の恐怖や再発の不安に怯えて、眠れない日々が続いていたという。

「これ以上は無理」という警告

生と死の間でゆれ、がんの再発の不安におびえ、なかなか立ち直れなかったときに、Rさんは「ドングリの会」に出会い、早速参加することにした。がんの告知から2年が経過していた。

自助グループに参加したRさんはショックを受ける。というのも、参加者があまりに明るく闘病生活を送っていたからである。自分がこれまで苦しみ耐えてきた闘病生活とは、まるで違っていた。しかし、参加者の「明るさ」はRさんに勇気を与えもした。やがて参加者から刺激を受けて、相補・代替医療にも積極的に取り組むようになる。主治医から了承をもらい、漢方療法や丸山ワクチンも取り入れた。

現在、Rさんは弁当店の仕事を友人に譲り、知人の会社を手伝っている。

自身の今の生き方について、Rさんは次のように語る。「自分を信じ、あるがままに受け入れ、今私に何ができるのか、医師とコミュニケーションを重ね、がんと積極的に向き合っていこうと考えています。無理をせず、常に自然体で病気と向き合う心を大切にしたい」

がん罹患直前のRさんは、心身ともに限界に達していた。そのことを考慮すると、がんになるべくしてなったと言える。食道がんは「もう、これ以上は無理ですよ」という体からの警告だったように思える。

Rさんは10代の頃よりハングリー精神を抱えて、ひたすら走り続けてきた。本人が「くそったれ人生」と呼ぶその生き方は、言い換えれば「俺が俺が」と求め続ける自己中心的な生き方であった。そうした生き方が、病の経験を機に「自然体の生き方」に転換されたことにより、Rさん本来のよさが引き出されていったのである。

事例8　すべてを投げ出さないで、今できることをする

Sさん（女性・63歳）　53歳で大腸がんの手術（ステージⅢa）

がん以前の生き方

大学を卒業後、商社勤務を経て結婚をし、子供2人をもうける。Sさんは、多彩な趣味の持ち主であった。娘時代から山登りや旅行が大好きで、写真家として展覧会で何回も入賞。さらに友禅染めを図案から自分で描き、染め上げげたものを着こなす。35歳のときから、家事と子育ての両立ができる仕事をと、公文式算数幼児教室を立ち上げ、順調に仕事も発展していった。

元来から、やりたいことは諦めないでがんばってチャレンジする性分だという。

捨てながら折り合いをつける

最初の異変に気づいたのは、Sさんが53歳のときだった。

公文の全国大会に参加して帰宅した直後に、べたべたとした粘着便に血が混じっていることに気づいたのである。Sさんは迷わず近所の病院を受診する。3日間の検査で大腸がんと診断され、担当医からは手術を勧められた。

手術の結果、Sさんのがんは肛門から20センチ程度の箇所にできたS状結腸がんで、ステージはⅢaであることが判明する。術後は抗がん剤治療を受けることになるが、担当医とは信頼関係を築けていたので、無理のない範囲で治療を続けることができたようだ。

退院後は1ヵ月で仕事を再開している。この頃からふたたび写真を撮るようになり、がん罹患以前より制作していた友禅染めも、「生還して1年後に復帰して完成させよう」と目標を立てた。

Sさんは比較的スムーズにみずからの病と折り合いをつけていったようである。がんのせいで「できないこと」に対しては、次のように考えていた。

「自分が元気をなくしたり、体の一部が駄目になったら、動く範囲も、それから、気力も体力も落ちていきます。そうしたら全部諦めたり捨てたりしないで、そのなかで自分が今できることだけをやろう。それで、体力が復活したり気力をもてたり、あるいは、そういう行動範囲が広がったりしたら、だんだんまた元の状態までもっていける」

「全部捨てると今度一から始めるのは大変なものですから、30％にするか50％にするか、そのときの状況で1年間全然やらなかったこともあるけども、必ずいつかできる状況になったときにはやろうとか思ったりしました」

要は「捨てること」がいかにがんと共存するために重要かという点を、Sさんは上手に学んでいったのである。体力が衰えると同時に気力も落ちてしまい、だんだんと「できないこと」が増えていってしまう。しかし、それはどうしようもないことなのだから、前提として受け入れたうえで、やれることだけをやろう。すると、やがて回復してまた少しずつ「できること」が増えてくる。そうした「好循環」をSさんは見つけたようである。

こうしてSさんは、病とうまく共存しながら、仕事に加えて趣味の写真や友禅も続けていったようである。がん罹患から5年目には富士登山にチャレンジしている。

病と共存していくには、何かを捨てながら体と折り合いをつけていくことがきわめて重要である。Sさんは体のために「諦めること」「捨てること」を覚えていくと同時に、「今できること」に注意を向けていった。Sさんは、がんになったあとに出した写真集について、周囲に人たちから「癒やしの写真集」と言われたという。Sさん自身も「自分の何かがよみがえった」「きっと何かが変わったかもしれない」と述べる。自然を被写体とするSさんの写真は深みが増し、写真以外のさまざまな面においても、彼女本来の感性が研ぎすまされた形であらわれるようになったのであろう。

その写真集のあとがきでSさんは次のように述べている。

病に侵されたお陰で、人の命のはかなさが身に染み、今日を精一杯生きることの大切さを知りました。これからも自然との一期一会を大切に、「水」の見せてくれる様々な表情を追い求めていきたいと思います。

「捨てること」は、すなわち「生かすこと」に他ならないのである。

事例9　死の裏側に生を見る

Tさん（男性・57歳）45歳で肝臓がんの手術

がん以前の生き方

4人きょうだいの第二子として生まれる。27歳で母子感染によるB型肝炎。母親と長兄を肝臓がんで亡くす。がんばり屋で社交的な性格であり、働きながら大学を卒業した。正義感が強い方だという。結婚して子供2人をもうけた。

生の欲望に気づく

Tさんが肝臓がんの診断を受けたのは、45歳のときだった。たまたま受けた健康診断のエコー検査で肝臓に影が見つかり、検査入院となった。手術で肝臓の一部を摘出することになるのだが、「影」が初期のがんであったことを家人から聞かされたのは術後だった。

手術前に病名を告げられなかったことが原因で、Tさんは医療に対して疑心暗鬼になったという。

「僕が45歳の働き盛りですから、何かあったのではないか、と勝手に推測してしまいます。それに対して病院側からのケアが一切ないことで、どんどん自分の気持ちを不安にしていって、猜疑心が強くなっていった」

結局、担当医から直接がんの告知を受けたのは、退院から3ヵ月ほどが過ぎた頃だった。Tさんが再発の不安、死の恐怖を覚えるようになったのも、ちょうど同時期だったようである。

最初の手術から3年後、Tさんは「生きがい療法」の学習会に参加した。そして、この「生きがい療法」を通して、次第にものの見方が変化していくことに気づく。印象的なエピソードがある。

「バス停で降りて、暗い森のところに日が沈んでいく（のが見えた）。だんだん真っ暗になっている。オレもああいうとこへたぶん行くのだろうなっていう沈んだ形で見る風景が、もう少し明るく見られるようになりました。明日になったら、たとえば、また日が昇るじゃないのか」

今日の終わりを感じさせる日没のさみしげな風景が、むしろ明日の存在を感じさせるような明るさを含んだものとして感じられるようになった。それはTさんの内面で非常に大きな転換があったからであろう。

死に怯えるのではなく、一日一日のことを考える。目を背けずに、自分の病気のことを正しく理解しようとする。日々の生活のなかで、自分自身のことはできる範囲できちんと始末をつける。そして、「つまらないお笑いスピーチでも何でもいい」から、新しいことに取り組んでいく。Tさんはそうしたことを大切にして、自分のあり方を少しずつ前向きにしていったという。

今やTさんは、死の恐怖に怯えていた頃とは大きく異なる生き方を実践している。「がんになったおかげで、以前は死ぬのが怖かっただけでしたが、死の裏側にある生というものをより具体的に考えられるようになりました。それ以降は、仕事なり、趣味なりにエネルギーを向けてきたので、具体的に死ぬということをあまり今は考えない」

この言葉にあらわれているように、Tさんは「死の恐怖」の裏側にこそ「生の欲望」が潜んでいることを実感したのである。これは中間期のがん患者にとって非常に重要な経験であり、森田療法の原理を体得したものとも言えよう。

事例10　夫婦で二人三脚の闘病

Uさん（女性・74歳）　58歳のとき子宮頸がんの手術、広汎性のため全摘放射線治療25回、抗がん剤治療1年間

がん以前の生き方

元来明るく、努力家。高校を卒業して専門学校に通うが、20歳のときに父の紹介で就職し、30年間勤務する。その間に結婚をして2人の娘をもうける。

夫婦でがんになる

Uさんが子宮頸がんの診断を受けたのは58歳のときだった。ちょうど夫が59歳で定年退職となった年で、体調不良が続いていたこともあり、夫婦一緒に検診を受けることにしたのだった。

検診では夫にも食道がんが見つかった。担当医と話をした娘からは、夫は転移している可能性もあり「3ヵ月もつかどうか」だと伝えられた。Uさんのがんについても「初期だから（子宮を）全摘すれば大丈夫」と告げられたが、やはり夫同様にすぐに手術するよう勧められた。

夫の手術は10時間以上にわたる大変なものだったが、術前に本人にがんの告知はしなかったという。以前、夫は妹をがんで亡くしており、そのときに非常に苦しみながら死を迎えた様子を見ていたので、あえて告知しないことにしたのだった。しかしのちに、手術の時点で、夫はすでにみずからのがんを察知していたことを知る。

Uさん自身も、放射線治療と抗がん剤治療を受けた。治療中、婦長さんからは「あなたも大変な手術だったのだから、体を労りなさい」と言われたそうだ。夫に比べれば病状は軽いものだったとはいえ、やはり心身に負担のかかる治療ではあったのであろう。術後は死の恐怖を感じるときもあったが、夫の世話もあり、また思いきって障害者の社会復帰施設の仕事の手伝いを始めて忙しくしていたこともあり、あまり考え込まなかったという。

「ドングリの会」に参加するようになったのは、退院直後である。

がん患者の自助グループにおける経験は、Uさんにとってプラスに働いたようである。Uさんは「みなさんが病気にめげないで、元気に過ごしていて、楽しい会だった」と振り返っている。会では、初めて参加した人は思い切り泣きながら話をして、他の参加者はその話を優しく聞いてあげるという。そこを起点に参加者は元気を取り戻していき、徐々に積極的に生きるようになるのである。また会を通じて民間療法や相補・代替医療に関する情報交換が行われ、自分の体調やライフスタイルに適した療法を探せるなど、いろいろな経験を積むことができた。

夫も病をきっかけに積極的に新しい生き方を模索していった。入院中も勉強を続け、法律関係の資格を取得。退院後はみずからオフィスを構えて新しい仕事を始めたそうである。こうしてがん罹患前よりも充実した職業生活を送るようになった。Uさんによると、夫はもともと面倒見のいい性格であったようだが、病の経験によって、彼本来のよさがよりのびのびと発揮されたと考えられる。

夫は、がんの診断から6年後、帰らぬ人となった。

病は人を優しくする

夫と二人三脚で過ごした闘病生活について、Uさんは次のように振り返る。「そうですね。病気ってやっぱり、人を優しくするのかもしれませんね。思いやりができますね。両方が、やっぱり思いやっていけるっていうことができてくるのだろうと思います。この6年間は、もう本当にプラスになった、いい夫婦でいられたなっていう感じでございます」

同じ病を抱える者として、互いを思いやり、支え合いながら生きてこられた貴重な時間だったのであろう。さらに夫の死について、Uさんは次のように言葉にしている。「死を受け入れなきゃいけないけど、彼の死に直面して、死んで初めて、その価値ですか、わかるんだなという気がいたしました。（中略）本当にたくさんの方がお葬式に来てくださいまして。（中略）『ああ、Aちゃん（夫の名前）、こんなにみんなに慕われてたの』という評価を家族から受けまして、よかったなと思いました」

Uさんにとって、夫の死という「二人称の死」は深い喪失を伴ったが、一方、支え合って生きてきた6年間という時間が、その悲しみを受け入れることを容易にしたようだ。

夫の死後も、Uさんは周囲から請われて障害者の社会復帰施設で働き続けている。そこでの仕事では、夫と「優しさ」のなかで過ごした経験や、しなやかな強さが生かされていると思われる。

事例11　自然体で生きる

Vさん（女性・75歳）　53歳のときに末期卵巣がん。一度手術して、部分的に腫瘍摘出

がん以前の生き方

Vさんは幼少の頃、周囲からとてもかわいがられて育ったという。

生まれつき病弱だったせいもあり、甘えん坊で泣き虫な子供だったようだ。父親がVさんをかわいがる様子は、親戚中でも有名だったという。また5歳で実母と死別しているが、父親が再婚した義母とも関係は良好で、周囲からは「本当の親子」と間違えられることもたびたびであった。さらに一回り年上の姉もあれこれと身の回りの世話を焼いてくれたそうである。

しかし、Vさんは「かわいがってくれた人」を次々に亡くしている。すでに書いたように5歳で実母が、Vさんの小学校時代に兄が、20歳を迎える前に実父が、成人してから間もなくして叔母が亡くなっている。こうした経験から死について、「恐いけれども、死は自然なものだという気はしていました」と語る。

生かしてもらっている命

Vさんが卵巣がんの診断を受けたのは、53歳のときだった。

1年ほど前から腰痛がひどくなり、腹部がふくらんでいたので近所の病院を受診していたが、

「様子を見ましょう」と言われたまま時間が経過してしまった。状態が悪化したため再度受診したところ、市民病院に入院するよう勧められたという。その時点で食欲はどんどんなくなり、超音波検査では「子供の頭」くらいもある大きな腫瘍巣が映し出された。腹水も溜まり、腫瘍マーカーは通常値をはるかに超える値になっていた。

夫に付き添われて臨んだ担当医との面談では、「末期がんです。好きなことをしなさい」と告知されたという。そのとき、Vさんは「何で私がそんなになったの」と驚きを隠せなかった。

当時の心境をVさんは次のように振り返る。「その告知されて、これだったらどうなるのかなということをいろいろ考えてまして（中略）やっぱりでも、これだったらそのままスーッと逝ける、亡くなっていけるかなと思って、静かになるだけ（中略）それは思っていました」

若い頃に大切な人を相次いで亡くした経験も影響しているのであろうか。Vさんの言葉には、「末期がん」という事態をあるがままに受け入れようとする心の態度がすでにあらわれている。「これから先、生きていけるのかしらということは、常に病弱だったから、そういうことは考えていました。それがこの年まで生かしていただいて」

幼少の頃より病弱だったことも、Vさんの「生かしてもらっている命」という感覚に結びついているようである。自分を愛してくれた人々がいとも簡単にこの世からいなくなってしまう、そのはかなさに対する実感とあいまって、Vさんの死生観を形成していると言える。

Vさんの場合、治療方針は夫に任せると決めた。

結局、自然治癒を信じて、みずからの体に生死を委ねることにしたという。外科手術や抗がん剤治療、放射線治療といった通常のがん治療を行わず、病院から自宅療養に切り替えて、MMKヨード療法、(4)丸山ワクチン、(5)飲料水の治療摂取療法など、さまざまな免疫療法に取り組むようになった。MMKヨード療法のために毎週1回、上京するようになった。がんの進行にともない腹水、腫瘍とも増大したが、苦痛はなくなったという。食欲も旺盛になり、免疫療法の効果を実感するようになった。

がんの診断から2年後、「生きがい療法」の主宰者である伊丹仁朗医師を紹介され、伊丹氏の勤務する柴田病院に、全身管理、点滴治療などの目的で一度入院している。

その後、Vさんは外科的治療だけ受けることに決める。ひとまず腫瘍を切除したが、その量は4キログラムに及んだという。しかも体内には依然として大きな腫瘍が残存しており、執刀医からは6ヵ月以内に再発するかもしれないとの懸念を伝えられた。

術後は夫と共に、玄米食、一日1万歩の散歩、大量の水の摂取、丸山ワクチン、ビタミンCの大量療法、生きがい療法など、さまざまな事柄に取り組んでいったようである。いわゆる市販の健康食品に頼ることはなかった。腫瘍マーカーも正常値に戻り、以後インタビュー時まで元気に過ごしているという。

「駄目な自分」を否定しない

病気以前と以後では、人生の過ごし方が大きく変わったとVさんは言う。がんになる前のVさんは多趣味な人だった。しかしがんになってからは、いろいろな趣味をいっさいやめてのんびり毎日を送るようになった。「何もしないでのほほんとしていよう。家事は姉に任せて。（中略）がんの大きさが尋常でなかったからできたのでしょう」、または「以前は心配性で、何かつまらんことでも、何でここまで心配しなくていいだろうにということがありました。（がんになってから）ルーズに、ルーズにするようになりまして」と語っている。

Vさんのいう「ルーズ」とは、あれこれと心配しない、「かくあるべし」と自分を縛らないということであろう。できないことはできないと受け入れる。「いいかげんでいいじゃないか」と自分を許してやる。そんなふうに成り行きに自分を委ねる生き方が身についたということであろうと理解できる。

「ルーズ」であることは、実際の生活では次のようにあらわれているという。

「病気するまでは、お部屋が散らかったりすることは嫌いだったのです。ある程度、きちんとしないと駄目だったのですが、もう何かルーズになりまして、散らかりっ放しで過ごしております。もういいわ、また今度といいながらと思いながら（中略）それで夫が亡くなってから余計に何かルーズになって、ずるずるとして」

「えらい楽だな。病気の間、姉がお勝手なんかしてくれて、主婦業やめたらこんなに楽なんかと思ったりもしました」

がんに罹患する前は、整理整頓も掃除もきちんとしていないと気がすまない几帳面な性格だったVさんだが、やはり実際の闘病生活では「できないこと」が増えてくる。そこで「駄目な自分」と否定せずに、「もういいわ」と吹っ切れて他人に任せることを覚えるなど、新しい生活の形を見つけていったのである。

Vさんは、71歳のときに献身的に闘病生活を支えてくれていた夫を亡くしている。子供もいないため、夫亡き後も小さい頃から母親代わりに面倒を見てくれた姉と二人で暮らしており、そのような生き方を継続している。夫を亡くし不安もあるだろうが、Vさん自身の口からは「不安」よりも「何とかなるだろう」というある種の楽観が見てとれる。

さらに「こんなのんびりしてたらいかんのになと思いながら、何か惰性みたいになってしまって」という言葉も、一見ネガティブなものに思えるが、やはりそこには「これでいい」とうまく物事を諦められている様子があらわれていると言えよう。

「(治療のことも)主人の言う通りに、何でも任せきってきましたから(中略)亡くなってから何とかなるかしら、と思いながら過ごしてきているのですが」

Vさんの言葉はどれも何気ないものである。しかし、そこに滲み出ている「自然体の生き方」を会得することが、どれほど難しい作業であるかは、本書に紹介した患者の例からもおわかりいただけるだろう。

現在、Vさんは夫に代わって身の回りの世話をしてくれるようになった姉と2人、のんびりと穏やかな日々を送っているという。

自然治癒と養生

この章で紹介した11人のうち、抗がん剤や放射線による治療を拒否して「自然治癒」にこだわったのは、Vさん1人である。こうした例は非常に特殊であり、すべてのがん患者に適応できるものでない点は言うまでもないが、Vさんの「養生」の仕方には、中間期のがん患者に対する医療の観点から、さまざまな示唆が含まれている。

精神科医の中井久夫らは、慢性的な経過をたどる統合失調症を例に挙げて、養生論を説いている[6]。この視点は、精神障害のみならず、慢性的な病全体に当てはまるものだと思われるので、紹介する。その要点は、(1)「養生」は自然治癒力をもっている病に適応される方法であること、(2)生活を無理のない方法にして、病をもっともよい形で経過させることが「養生」の包括的方法であること、の2つである。中井らは、何が有害な要素であるか、逆に何が病の「ベストフォーム」、すなわち現実に望みうる最良の経過形態であるかということを、既成概念をいったん捨てて考え直す必要性についても指摘している。

Vさんの末期の卵巣がんの経過は、現実に望みうる最良の経過形態、すなわち「ベストフォーム」であることは確かであろう。

「養生」の(1)の要点を見てみよう。

私たちは、「自然治癒力をもつ病」とは慢性的な疾患すべてに当てはまると考えている。ここでの聞き取り調査をした人たちの経験から、そこにがんという病も含まれるであろうと考えてもよいと思う。がんという病は自然治癒力を内包し、身体的要因のみならず心理的、社会的、さらには実存的な要素まで巻き込んで、変化に富んだ経過をたどっていくものである。

次の要点(2)に関しては、改めて説明するまでもないであろう。

本書においてたびたび触れてきたように、できないことはできないと諦めて、他人に任せるなり、他の方法に切り替えるなりして、無理のない生活を送っていく。ありのままにすべてを受け入れて「今、ここで」を生きていくということである。

こうして見ていくと、Vさんはまさに「養生」の2つの要点を満たしていたと言えよう。幼少の頃より「二人称の死」が身近にあり、生来のものとして人を信じて任せる能力があったことが、理想の「養生」を可能にしたとも言える。また信念をもつ夫と共に自然治癒を信じて、二人三脚で最大限の方法を実践できたこと、姉のサポートもあり生活面でも無理のない形を見つけられたことも、それに資したのではないだろうか。

グループワークやインタビューを通じて、たくさんのがん患者と接した経験からすると、Vさんほど自然に新しい生き方に切り替えられる人はまずいない。患者にとって生き方の転換は、通常もっとも困難なのである。

インタビューを終えて

この章では11人の患者に対するインタビューをもとに、がんという病の経験がどのような事態を引き起こし、それによって患者自身の生き方がどのように変化していったかを見てきた。一連の経過をもとに考察されたことを、ここで簡単にまとめておきたい。

対象の特徴

ここで解析したがん患者が、がんサバイバーを代表するとは言えない。また、すべてのがん患者が、こうした経験をするとも限らない。

Vさんの事例で述べたように、がんという病は自然治癒力を内包しながら、身体的、心理的、社会的、実存的に多様な要因が絡み合って、変化に富んだ経過をたどるものである。つまり、がんは患者一人ひとりにとって個別に経験される病であると言える。

とはいえ、この病が苦悩をもたらすことは、本書で見てきた患者には共通している。さらに言えば、本書で取り上げた患者は、他の一般のがんサバイバーよりも、病の不安や死の恐怖を強く感じる人々であった可能性が高い。みずからの不安や恐怖を強く自覚していたからこそ、その解消のため自助グループに参加したと考えられるからである。

こうして見ていくと、私たちが取り組んできた森田療法に基づくグループワークは、不安のレベルが高い中間期のがん患者に対して有効性があったと言えよう。

多様な形で経験されるがんという病に共通して見られる「苦悩」。その苦悩を受容し、病と共存しながら新たな生き方に転換すること。それはこの領域における森田療法の可能性を示すものであり、中間期のがん患者への有効な援助法として、生きがい療法と共に、もっと強調されてもいいのではないだろうか。

がん治療における自助グループの重要性

この章で取り上げたインタビューの対象者は、「生きがい療法実践会」や「ドングリの会」など、がん患者の自助グループに参加していた。それらはいずれも森田療法に基づくものである。

がんサバイバーの経過を見ていくなかで、各々が参加している自助グループの重要性を実感することがたびたびあった。がんのように生き方そのものをゆるがす病を、現在の医療のレベルだけで扱うには限界があろう。やはり自助グループでの活動を「治療」の一環として位置づけ、そこで患者が抱える心理的苦悩、社会的苦悩、実存的苦悩などがケアされることが重要なのである。グループの活動によって、患者は「(がんで苦しんでいるのは)自分だけではない」と知り、徐々に自分自身を受け入れられるようになる。同時に病とも正面から向き合い、前向きな気持ちさえもてるようになるのである。

こうした自助グループの役割は、中間期のがん治療においてもっと注目されてよいのではないだろうか。

生き方を転換させるものとしてのがん

がんという経験は、その人の人生をゆさぶる。

自分自身は言うに及ばず、家族、仕事、友人など、さまざまな人間関係のあり方を問い直さざるをえない状況に患者を置く。がんがこうした性質をもつ病であるからこそ、本書において私たちが再三強調しているように、その治療は臓器を標的とするものだけでは収まりきらないわけである。

本章の11人のサバイバーを見ても、がんは「それまでの生き方に対する警告」であると理解できる事例が少なくない。体と心が悲鳴をあげたものとして、「もうこれ以上は無理ですよ」とストップをかける声なき声として、がんを捉えることができるのではないだろうか。

ほとんどのサバイバーは、がん罹患以前、ピーンと張りつめた生き方をしており、がんは「張りつめた生き方」が行き詰まった結果とも受け取れる。したがって、多くのがん患者にとって、その病は苦しいながらも新しい生き方を見つける契機となりうるのである。しかし、こうした理解を欠いたまま、患者の経過を「ベストフォーム」にもっていくことはできないだろう。

本章で紹介した11のすべての事例において、がんサバイバーは病の経験を通じて新しい生き方をつかんでいった。がん罹患以前は十分に発揮されていなかった持ち味を表現するようになり、新鮮な潤いが各々の人生にもたらされた。つまり病の経験がその人を大きく成長させたのである。がんを「生き方の転換」として捉え直す。この発想のシフトを現在のがん医療は必要としているのではないだろうか。

不安、抑うつの意味

がんと診断されると、当然ながら患者は落ち込みや不安を経験する。一般的に、こうしたネガティブな感情は「不適切な感情」として取り除くことが推奨される。がん患者の不安、抑うつのマネージメントという考え方である[7]。

しかし本書で見てきたように、落ち込みや不安といった感情には、創造的側面もある。不安を覚えると、人は他人とつながろうとする。外に出ていき、同じような境遇にある人と語り合おうとする。落ち込みや不安を原動力として活動することで、やがて社会的つながりが再生され、生き方の転換がなされていくのである。

うつ状態も同様に考えられる。

本章で紹介したMさん（事例2）、Oさん（事例4）は明らかにうつ状態を呈していたが、抗うつ剤などの治療はとくに受けなかった。結論から言うと、2人のような患者を精神医学的な治療の対象にしなかったことは「よかった」と私たちは考えている。MさんもOさんもうつ状態に陥るようなつらい経験を通して、現実を受け入れられるようになったのである。今では、がん罹患前とがらりと生き方を変え、自分本来の自然な生き方をしている。その意味で、落ち込みや不安と同様、うつ状態も、生き方を転換していくひとつの重要な原動力として理解できるのではないだろうか[8]。

がんサバイバーの回復のプロセス

本章で見た11人のがんサバイバーの回復には、共通したプロセスが見られた。最後にそれをまとめておくことにしよう。

①死の恐怖

その強弱に個人差はあろうが、死の恐怖を感じないがん患者はいないであろう。死の恐怖をどのように理解するかは、非常に重要な問題である。森田療法では、(1)それ自体自然な反応であること、(2)その裏には生きる欲望があること、の2つの面を重視する[9]。

したがって、あえて死の恐怖を取り除こうとはせず、ありのままに受け入れるよう患者に勧める。死を受け入れることは、すなわち病と病を抱える自己を受け入れることである。この姿勢には、人は自分の感情をコントロールできないという諦念がある。たんなる敗北ではない。「諦め」こそが、心理的転回には不可欠であると森田療法では考えるわけである。

諦めること、捨てることは、生かすことなのである。死を思うことは、生を思うことなのである。死の恐怖に直面するなかで、本書で紹介した患者の大半がこうした境地にたどりついた。限られた命を大切にしながら、ムダを削ぎ落としたシンプルな生活を営んでいく。サバイバーが手に入れた「穏やかな生」は、死の恐怖と向き合うことなくして実現は不可能であったはずである。

すでに述べたように島薗進は、スピリチュアルケアに関して、「容易に克服することができない事態に対して、それを受け入れ、学び取っていく重要性」と「弱さが力の源泉になる逆説的事態」を指摘している。この指摘は言い換えれば、死の恐怖を掻き消そうとするのではなく、そのまま受け入れるということであり、「死にゆく自分」「限界のある存在」という弱さが新しい生き方につながっていくということであろう。島薗の指摘は、事例に見られた回復プロセスにあてはまるものと言えよう。

②生の欲望

森田は、「死の恐怖を受け入れることは、生の欲望を発揮することでもある」と記している。つまり「死の恐怖」と「生の欲望」は表裏一体の関係にあるのであり、11人のサバイバーもやはり「死の恐怖」を受け入れたときに、「生の欲望」が表現されて、それぞれ固有の生が見えてきた。つまり、「〜したい」という素直な欲望に従って、穏やかな人生が開けてきたわけである。

ここに森田療法とがんという病の接点があり、この療法に基づいて、援助の可能性を見いだすことができるのである。

4　三人三様の生と死をめぐって

7年余のグループワークを通して、私たちは3人の患者の生と死に深く関わった。

1人目のEさんは肺がんの61歳の女性で、多発性転移のある状態でグループワークに参加した。入院の期間を除いてほぼ毎回参加し、他のメンバーに支えられていた。常に心の奥に「先がどうなるのか」という強い不安を抱え、死に直面することを意識的に避けていた。新たな治療を模索するなか、その死は入院中に突然訪れた。

2人目のWさんは卵巣がんの58歳の女性。グループワークには入院中も病院から参加するなど、ほぼ毎回参加していた。最後の入院のときには、亡くなる2週間前まで病室で個人面接を行った。そこで初めて家族のストーリーを含む、Wさんがこれまで生きてきた物語が、彼女自身の口から語られた。

3人目のXさんは乳がんの40歳の女性で、幼い双子の母親である。EさんやWさんに比べて40歳という若さで、仕事でもプライベートでも一生懸命に生きている最中の罹患であった。化学療法に外科手術と1年にわたるつらい治療を耐え抜いたにもかかわらず再発。究極のクライシスのなかで個人精神療法に切り替えた。個人面接では、グループワークでは語られなかった原家族との葛藤が、再発という存在の危機、いわば実存をめぐっての精神的苦痛（スピリチュアルペイン）と共に表出していった。

がん患者が死に至る過程においては、一人ひとりの固有の生を治療者が支える必要がある。がんという病を抱えていても、安定した中間期には、死はそれほどまで大きく固有の生にのしかからない。しかし、再発や転移を経て、徐々に体が衰え、自己が崩れ、死の淵に立とうとしている患者の苦悩は大きい。その苦悩に対して私たち治療者はどのように関わることができるのか。ここでは森田療法を通した私たちの経験を紹介したい。

つながりのなかの生と死——Eさん（女性・61歳）

Eさんは61歳の主婦である（グループワーク初参加時点）。Oクリニックを初めて受診したのは２００９年２月、グループワークに参加する２ヵ月前のことであった。２００６年８月に左肺がん（ステージⅡb）で手術を受けるが、そのわずか１年４ヵ月後にがんが胸膜播腫、多発性骨転移、左乳房転移となる。その後、脳にがんの転移も見つかり、ガンマナイフや新たな化学療法を４クール受けることになった。Oクリニックの受診は、そうした治療からくるさまざまな副作用をやわらげるための、漢方治療を受けることを目的としていた。

Eさんは4人きょうだいの三女で、下に弟が1人いる。実家は商家であった。Oクリニックの初診でEさんは自身のことについて、「小さい頃は人に気を遣いすぎ、引っ込み思案な面があった。楽しく誰とでもうまく話ができるが、自分のことを話しすぎるところがある。ここ数年夫の母、兄、姉との関係からストレスが強く、高血圧にもなりカウンセリングを受けた。心配している主人や子供、友人のためには諦めず、無理せず、生きている間は元気で楽しく、前向きにと思っています」と話していた。

明るく話すが、繊細で、不安になりやすく、その背後に生きる欲求（生の欲望）が見てとれた。また、やや依存的であるが、人とのつながりを大切にする面がある。グループワークには毎回積極的で、体調が悪いときにはタクシーを使ってでも参加していた。

壮絶な闘病生活（グループワーク1～5回）

グループワークに初めて参加した時点で、Eさんの肺がんはすでに多発性骨転移、左乳房や脳に転移があるステージⅣの状態だった。約3年前、偶然受けた区の健診で肺がんが見つかった。大学病院では左肺がんステージⅡbと診断され手術を受けた。

グループワークの冒頭でEさんは次のように自己紹介している。

「私は取れば治ると思って早期発見だと思って信じ込んでいたけれど、ショックを受けて、3ヵ月何もしたくなくなった。がんでもがき苦しんだのはその3ヵ月。1年後で再発転移、転移が3回で多発性骨転移もある。小脳に5㎜ガンマナイフを受けて今はⅣ期です。でも私にしたら、ここで負けるわけにはいかないです。負ける気持ちになったらもう終わり」

最初にがんの診断を受けてから3年の間に経験した再発と転移、その過程で受けた壮絶な治療が想像される言葉であった。Eさんの自己紹介からは、治療の過程では常に「負けるわけにはいかない」「負けたら終わりだ」と自分に言い聞かせ、闘い続けてきた姿がうかがわれた。

さらに「ちゃんとやらなくちゃ。休んでいいと言われたらホッとするけど。こんなにボーッとしていたらいけない。変にがんじがらめに、自分でこうしなきゃと（自分に）言ってきた」と話を続け、がんになったことで、休むよりも、むしろ絶えず闘おうとしてきた様子が見てとれる。Eさんの根底には、自分を鼓舞してがんばらなくてはという決意がある。それは、「自分の生き様が、こんなので終わりとなったら恥ずかしいなと思っている。心配かけていると思うことがイヤで、心配かけていたら、元気にしてハイテンションにならないと」という言葉に明確にあらわれていると言える。過酷な病歴であっても、まだなお元気に生き続けようとしている、その姿がグループ内の会話においても前面に出ていた。

不安にゆれる

自分を鼓舞する一方で、Eさんの病状は悪化していった。

グループワークでも「もう天に任すしかないし、いろいろなこととしても病気は進むときは進む」といった発言が見られるようになり、目の前に突きつけられる現実に不安を感じずにはいられない姿がうかがえた。また他のメンバーに対して「お話を皆さんにうかがって暖かくしてもらえるからありがたいと思う」と心境を素直に伝えようとする場面もあった。

当時Eさんは、分子標的治療薬による化学療法だけでなく、漢方やホメオパシーの他、サプリメントを用いた統合医療を受けるようになっていた。これにより病状は一時改善が見られたが、依然として不安は強く「こんなに再発と転移で、自分にはどれだけ副作用と闘う力が残っているか不安になりました」と口にすることもあった。以前のEさんのような「明るくがんばる姿」とは別の、がんという病に直面してゆれる心を抱える姿が、見え隠れするようになっていた。

話す内容の変化（グループワーク6〜15回）

この頃になると、分子標的治療薬による治療が功を奏し、Eさんの病状は徐々に改善していた。体調も安定するようになり、Eさんはまた以前のような明るさを取り戻したように思われた。グループワークにおいても、まるで元気にしている自分、がんばっている自分を誉めるように、医師から「何度も生き返っている」と言われたというエピソードを嬉しそうに話していた。

また、同時期にグループワークのメンバーが固定化するようになり、話し合われるテーマに深化が見られた。つまり、日々の病状や治療といったテーマを離れて、死や人生観といったテーマが取り上げられる場面が増えたのである。

Eさんは自身の死について、「やっぱり死ぬ覚悟はしてないと、口では言うけれど、のん気だからあまり大したこともしてない。片付けとかもこんなにちらかって、死んでも死にきれない」と話していた。その言葉は、どこかみずからの死を遠ざけようとしているように思われた。一方で、「死生観とか、がんのそういう気持ちのことがすごく影響してくるのがわかるけど、現に誰もが死ぬもの」と語り、自分の身にもやがて死が訪れることを言い聞かせようとしているようでもあった。

家族を思いやること、感謝の心

自分の死を意識する言葉を口にする一方で、家族を思いやる様子もよく見られた。たとえば、「もし逆に、主人がもし私みたいな病気だったらすごい心配」と夫のことを気遣う言葉が何度も聞かれるようになった。

そして、こうした家族に対する「不安」は、やがて自分には得がたい存在があるという感謝の念につながっていった。「結局まわりで、やっぱり家族と友達に支えられて本当にありがたいなって感謝している。最後に死ぬときも『ありがとう』って言って死にたいなと思う」と、自分を日々物心両面で支えてくれている家族に対する感謝、また自分の死後に残される家族に対する想いに触れるなど、そこにはEさん本来の優しい心が表出されている。

二人称の死（グループワーク16～20回）

この頃にEさんは「二人称の死」を経験する。

1年前から危篤状態になっていた、大阪にいる弟が亡くなったのである。人工呼吸で、心臓マーサージを受けて、姉が到着するのを待って亡くなった。「人間って簡単に死ねない。でも一人ずつの寿命だと思って、その方がちょうどというときに、神様が何かそういうふうに与えられたと思わないとしょうがない」と語った。

このころ、Eさん自身の病状もゆっくりと悪化していき、新たに今までと違う分子標的治療薬による治療を受けることになった。その治療による皮膚への副作用で手指に亀裂が入り、日常生活でも布手袋が必要で、Eさんは身体面でも苦しむようになっていた。

弟の死と分子標的治療薬の皮膚への副作用を経験するなかで、Eさんは「しょうがない」と現実を受け入れようとするが、一方では不安にゆれ、どうにかしたいともがいているようでもあった。「これでよかったと思えるようにしないとしんどい。最低限のこと、決めてやっていく、やるしかないと思う。シンプルにしたほうが楽で疲れないから。がんとうまく付き合ってくにしても『しょうがない』」と、自分で自分を納得させようとしている様子が見えてくる。また自分にとって「しんどいこと」を切り捨てながらも、新しいことに取り組もうとする「諦めない姿」（生きたいという切実な欲求／森田療法では生の欲望と呼ぶ）も感じられた。たとえば、「食事療法を新たに始めようと思っている。こちらで何かいろんな方に助けてもらった、自分一人だけではやっぱり、その辺は折り合いつけて」と、苦しい現実にゆれながら、周囲の力を借り何とかして生き続けようとする意志がEさんの言葉にはあらわれていた。こうした発言は、グループワーク内で何度も聞かれた。

また、「再発している肺がんは『治りにくい』と頭から言われた」などと、回復に対して否定的な発言をする医師に不満をあらわにすることも度々あった。担当医に向けられたこうした「不満」も、やはりEさんの「生きたい」という意志に通じるものであると思えた。

そして、最後の参加となった20回目のセッションでは、「これでいいんだと思っていかないと、現実はなかなかそうならない。ゆっくり悪くなっている。がんを克服して『治ったさん』と言われたい、今の現実から離れ『病気忘れたい』。今何が大切だと言うと『自分の病気』。弟が亡くなった後も私は生きていた。家族のことが心配、主人に面倒見てあげられない、悲しいのを通りこして『しんどいね』」という言葉を残している。病気に苦しみながら死を迎えようとする現実を「これでいいんだ」と必死に自分に言い聞かせようとする姿と、「病気が消えてほしい」と願わずにはいられない姿。Eさんの言葉には、相反する2つの姿があった。

Eさんが亡くなったのは、この最後の参加から2ヵ月後のことだった。

グループワークへの参加は3年半にわたった。

＊　＊　＊

Eさんの死は、まさに「ゆれながらの死」であった。がんという病からくる不安に圧倒され、治療者やグループメンバーに対して依存的になることもありながらも、何とか現実と折り合いをつけようとしていた。「これでいいんだ」「家族が心配」「病気でなければいいのに」と、自分自身として生きようとするEさんの内面は、最後までさまざまな葛藤で絶えずゆれていた。

グループワークでは、不安にゆれる心ゆえに、しばしば話題を独占する傾向にあった。一人で延々とその時々に自分が抱えている不安を饒舌に語り、セッション外でも2、3人のメンバーに電話で長々と話を聞いてもらっていたようである。さらに私たちのコメントの内容を理解しようと一生懸命であった。よく他のメンバーに「あのときの先生の言葉はどのような意味だろうか」と確認していた。そこからは、Eさんのゆれる心を何とかしたいという切実さが伝わってくる。

Eさんは最後まで「自分の死に直面すること」を意識的に避けていた。死に対する不安や恐怖を抱えながら、常に「生きたい」と強く思っていた。その意味で、Eさんの死は「ゆれながらの生」であり、そして「ゆれながらの死」であった。

Eさんは、時には他者を巻き込みながらも、さまざまな局面で一生懸命に生きてきた。そうした場面では、Eさんの不安はよりよく生きたいという生の欲望とそのまま密接に関係しているように思えた。Eさんは、いわばがんという病の経験を、不安と生きたいという欲望の間でゆれるがままに生き、そして死んでいったと思われる。それがEさんにとっての「ありのままの生」であり「ありのまま死」であり、その生と死は連続して流れていた。

5章で述べるように、森田正馬もまた死に直面した際には、「死は怖い」と恐怖をありのままに表出しながら、その時々の自分としての生き方を発揮しようとした。Eさんのゆれながらの生と死も、森田の死と重なる部分があるように思える。

不安にゆれていること、生の欲望に執着することがEさんの特徴であり、それは多くの人たちと共通するものであると考える。そして、絶えずゆれている自分を支えてくれる存在として、Eさんはいつも家族やグループワークのメンバーといった「つながり」のなかに自分を置いていた[1]。

Eさんが折に触れて口にしていた周囲のつながりに対する優しい言葉は、彼女自身がつながりのなかで生き、つながりのなかで死んでいったことを示しているとも言える。Eさんらしい生き方であり、死に方であった。

諦念のなかの死——Wさん（女性・58歳）

Wさんが0クリニックを受診したのは、グループワークに参加する約2年前のことであった。2003年11月頃より腹部に膨満感を自覚するようになり、2004年3月5日にN医大にて検査を受けたところ、卵巣がんであることが判明する。診断を受けたWさんは手術を受けることを決断、術後は抗がん剤治療に取り組むことになった。

Ｏクリニックでは、２００４年10月から漢方、ホメオパシー、サプリメントを用いた治療を始めている。２００６年５月に多発リンパ節転移、副腎転移が確認され、再び抗がん剤治療を受けた。Ｗさんがグループワークに参加するようになったのは、ちょうどその頃からであった。２００６年11月から２００８年４月まで、合計で14回の参加となった。２００８年１月に多発性肝転移がわかり入院となったが、退院後もグループワークに参加していた。この頃のＷさんは化学療法が無効となっており、同年５月には病状が悪化して再入院となった。治療者はグループワークとは別に、亡くなる２週間前まで、２週間ごとに合計４回、病床にて個人面接を行った。

人生で初めての病気が「がん」（グループワーク１～10回）

Ｗさんはグループワークに初めて参加したときの自己紹介で、自身のことをユーモアをこめて次のように話していた。「私はいいかげんで、部屋もちらかっています。だから、体にがんぐらいあるのでしょう。病気したことがないのに、初めての病気ががんということは自分に向いていると思います」

こうした人前ではユーモラスに振る舞う明るさは、Ｗさんの発言にたびたび見られる。化学療法が功を奏したときも「再発のとき、あと数ヵ月で死ぬみたいなことを言われたのが、（体の中の）芯でがんは消えたそうです。元気もりもりという感じです」「体調がよすぎるぐらいです。私は何でも後回しにしてきた性格ですが、今のうちにできることはやってしまおうという感じです」と陽気に発言していたのが印象的であった。

グループ内においても、Wさんは場を和ませる役割を果たしていた。深刻になりがちな病状や医療に関する話や日常生活の話であっても、いつでも心のつらさをメンバーに感じさせない話し方で笑いを誘っていた。

参加を重ねるうちに、Wさんは自分の家族について話すようになった。

「つらいことはとくにないです。落ち着いています。ただ、先月弟が肺がんだとわかった。自分のことは受け止められるけれど、身内の病気のほうが自分のことよりもつらいなと思います」

Wさんは、自分のつらさよりも他者への気遣い、配慮を優先しているようだった。これはのちに明らかになるが、その生活史とも深く関係するWさんの生き方であったと思われる。やがて自身のがんの病状が徐々に悪化してくるのだが、そうした状況にあってもWさんは、「気合で治したいと思っています。何とか逃れられるようにしたいと思います」と笑いながら語ることがあった。しかしどこか無理をしているな、自分の弱さ、繊細な傷つきやすさを人前では出せない、出さない人だな、大丈夫だろうか、という危うさを感じさせた。しかし、それをグループで指摘することはなかった。それもWさんの生き方だ、それを尊重しようと思ったからである。

Wさんの言葉に変化が感じられるようになるのは、CT検査で腹腔内と肝臓、腸壁とリンパ節に転移していることが確認され、3度目の化学療法を受けることになったとき以降である。その当時、Wさんは「自分では、好きなことをやっていれば再発はしないと思っていたので、ちょっと予定が狂ってしまった」と語り、続いて「とにかく私は丈夫だった。30年以上勤めていたのですが、病気で休んだことは1日もなく、風邪もひかなかった。病気になる5年くらい前までは人間ドックに行くようにしていたが、いつも肥満以外は引っかからなかった。5年経ってしまって、そのときにはもうすでにステージⅣという感じだったので。もうちょっと早い段階で発見できたのかなと思います」と口にしている。

「再発はしないと思っていた」「もうちょっと早い段階で発見できた」といった発言からは、がんという現実が突きつけてくる厳しい状況に心がゆれている様子が見てとれる。その言葉の端々には、不安を感じずにはいられない自分に対して「大丈夫」と言い聞かせているような印象があった。

担当医のへの怒りと反骨

Wさんは担当医の発言についてよく話していた。信頼関係がないというわけではないが、無神経とも思える発言に不満を覚えていたようである。

たとえば、「言葉が大切だという話が今日出ていましたが、私の担当の先生というのは常に最悪のことを言う。今回も半年しかもたないとか、かなり厳しいとか、抗がん剤をやってもあまり期待しないでくださいとか」といった発言には、担当医に対するWさんの冷静な怒りが感じられる。また再入院となり化学療法を2クール終えた時点でも、「全然効いていないから、とにかく残された時間はわずかですからと（先生から）言われているのですが、抗がん剤を止めたら元気です」と、担当医からの言葉の暴力とも言えるエピソードをリアルに話すことによって、「自分のがんは自分で何とかする」と自身を奮い立たせようとする姿が伝わってきた。
こうしたある種の反骨精神、強さは繊細さと共にWさんの特徴である。本人も「私はわりあい感受性が鈍いというか、やはり先生に、『これで、あとは余生を』と言われると落ち込んでしまう人がまわりには結構いるのですが、私はあまりそういうことがない。むしろそういうふうに言われたら、じゃあ長生きしてみせないと」と語るように、彼女のなかでは担当医に対する反骨精神が生きる希望につながっていたと言える。

家族の死を通して（グループワーク11～14回）
多発性転移と2度目の再発で化学療法は効果がなく打ち切られ、もはや治療方法がないという状況に置かれたとき、Wさんは次のような言葉を口にした。「これ以上抗がん剤を使ってもムダだと言われたときに、自分ではすごくホッとした。あの苦しい副作用を体験しなくてすむと思った」Wさん本人も「心は穏やか」と語るように終始落ち着いた様子であったが、同時期に弟をがんで亡くすという経験をしている。自身の病状が悪化の一途をたどるなかで味わうことになった「二人称の死」について、Wさんは「家族が皆そろっているなかで弟は亡くなった。それに引き換えると、私の場合はひとりで死んでいくと思った」と語る。
弟の死に関するWさんの言葉からは、ひとりで生きてきた彼女の死に際した心が伝わってくる。

グループワークではテーマとして、何度となく「がんと診断されたときの気持ち」が取り上げられた。そうしたトピックになるとWさんは、「がんと言われて泣いたこともないし。『あと3ヵ月です』と言われても、自分でもよくわからないです」と淡々と口にしていた。泣きながら心境を語るメンバーも見られるなかで、彼女の平静さは対照的であった。その一方で、「がんの原因というのは、（自分は）がんばらないのに、几帳面ではないのになぜ（がんなの）だろうと思ってきたが、家族はいないし、両親も兄弟も死んでしまったし不幸ですよね。不幸が原因だった」というふうに、自分の置かれた状況を笑いながら語る場面もあった。Wさんは、自分のつらさを人前で斜に構えて、時にユーモラスに語ることで、距離を取っていたのではないかと思われる。彼女は両親、兄弟の死を、そして自身が感じている「人生の不幸」をそのような形で受け入れていった。ある意味では、仕方がないことと諦めて、ありのままに受け入れるしかなかった。それはWさんの強さをうかがわせるものであるが、一方で、人とのつながりをグループワークに参加することで求めながら、人と親密となり、情緒的に分かち合うことへの不安、傷つくことの不安も感じさせた。

Wさんの病状は悪化するばかりだった。

2度目の再発で入院した後の発言である。「今回は退院してからも、回復してくる、体力がついてくる兆しが全然ない。苦しくなってきて一日家で寝ていることが多くて。こんなに苦しくてもまだ死なない、死ぬときはどんなに苦しいのかなと思っていた。でもこんなことをしていたら、きっとがんの思うつぼだと思って、自分で少し考え方を持ち直さなければいけないと思った」

過去の入院後は順調に回復していったのに、今回ばかりはまったく体調がよくならず起き上がることさえままならない日々。そうしたなかで「こんなに苦しくてもまだ死なない」と思わずにはいられないWさんのつらさがひしひしと伝わってくる。

しかし、過酷な状況にあってもなお持ち前のユーモアと反骨精神を発揮して、がんに向き合おうとするWさんであった。「私も『あと3ヵ月です』とか、『年を越すのはもう無理です』と言われても、そんなにこたえないできた。だからまだ生きていることを、西洋医学の先生（担当医を指す）に見せに行きたいと思うくらいだったが、ここのところにきてちょっと自分で苦しくなってきた。このがんはやはり手ごわいぞという感じです。何かいろいろ作戦を考えていかなければいけないなと思ってます」。こう笑いながら口にした14回目のグループワークが、Wさんにとって最後の参加となった。

身体的なつらさ、死に直面しながら生きること（**個人面接1〜2回**）

最後の入院では、やはり身体的なつらさがWさんを追いつめていた。

最初の面接で「入院の前の晩、おなかが破裂しちゃうと思うくらい、苦しくて、どうしようもない状態で来た」と話し始め、「食事のほうも全然食べられなくて。食べても食べなくても苦しいという感じです」と身体的苦痛を一番に訴えていた。そして、「今回ばかりは治らない、最後の入院かなという感じで。こんなに苦しい思いをしてここまで来たのに、これでもし死ねなかったら、もう一回一から死に直す苦労をしなくちゃいけないのかなと思って。もういいや、このままゴールまで行きたいと思ったりもした」と時折笑顔を浮かべながら話していたのが印象的であった。「もう一回一から死に直す」「このままゴールまで行きたい」といった表現に、Wさん独特のユーモアセンスがあらわれていた。いよいよ病状が悪化して身体的苦痛が極限に達しても、自分の置かれた状況をどこかユーモラスに捉えようとするWさんの姿勢は健在だった。

とはいえ、腹部の痛みは相当つらいようであった。「とにかくつらいのは直接のこの苦しみです。お腹がどうしようもないということ。それさえなければ、がんと共存できると思っていたのに大変なことだ」と、それまで何とか続けてきた「がんとの共存」に弱気になっている様子が見てとれた。治療者が「気持ちのほうはどうですか？」と問いかけると、Wさんは「気持ちはその場その場で、どうでもいいやと。死ぬなら死んでもいいし。退院できるなら退院したいし、こんな調子で元気になれたら、あそこに行ってみたい、ここに行ってみたい、そのとき、そのときで考えています」と答えた。身体症状は、悪化して「もう死にたい」と思うこともあれば、やや改善して「退院できるかもしれない」と思うこともある。日ごと変化する体にゆさぶられながらも、気持ちもその時々でゆれながら、一方では「一度は退院したい」という希望をもっているとWさんは語った。

さらに「退院したら何をしたいですか？」という問いかけに対しては、「旅行をしたいとかいろいろある。でも、もっとちゃんとしっかり食べられないことには旅行をしてもつまらないなと思うし。本当にごくわずかしか食べられない、それをちょっと食べすぎると苦しくて」と話していた。

面接の途中にも、身体的苦痛は容赦なく押し寄せてくる。

話題を身体的苦痛から精神的苦痛に移していき、私は「今、どのような不安や怖さを感じているか」についてWさんに問いかけた。それに対してWさんは「私は鈍くて、そのへんが幸せだと思うのですが、いろんなことはあまり感じないですむ」とまた笑いながら応じた。さらに、「あまり怖くはないというか。何が怖いかしら、今。がんでこんなに苦しくてもまだ死なないということは、死ぬための苦しみってどういうのかな。今まで何でも一人だったから、とても他の人にやってもらうということが、慣れていなかった」と続けた。

Wさんにとっては、死に対する恐怖、死に至るまでの恐怖といった精神的苦痛よりも、死に至る過程で自分を襲う身体的苦痛のほうが強いことが見てとれる。また、がんを経験するまで他の人に頼らず一人で生きてきたWさんには、自分の体が自由にならず、他の人から助けてもらわざるをえない状況を受け入れること自体が、ひとつの課題となっていた。それはWさんにとって容易なことではなかったように思えた。「慣れていなかった」というWさんの言葉には、極限の身体的苦痛のなかで、「助けられること」をある種の諦念を持って受け入れようとする姿があらわれていた。

治療者に過去を振り返ること、一人で死ぬこと（個人面接3～4回）

3回目の面接は「結構ここのところ人が亡くなる」という会話から始まった。

自分の周囲で起こる「二人称の死」についてWさんは次のように語る。「つらいというか、苦しみが終わって羨ましいと思ったりする。自分はそんなに悪くなっている気がしないけれども、自分のできることがどんどん少なくなってきた」。「羨ましい」という言葉に、死に直面して耐えがたい身体的苦痛に苛まれているWさんの切実な心があらわれているように思えた。

当時、Wさんの病状はさらに悪化して、ほとんど一日中ベッドに横になっている日も少なくなかった。1回目、2回目の頃よりもできることが限られるようになっていた。

話題は「胃がんが見つかった友人の話」になった。

「先日友達から、胃がんが見つかったと電話があった。彼女の話を結構聞けたけれど、だんだんそれができなくなってつらくなった。つらいと言えないというか、この前も友達が来てくれたけれど、来ると苦しくて口もきけないでいるのに何時間でも愚痴を話していく。私は鈍感だったからそういうことが苦ではなかったけど。今はちょっと愚痴られるとつらい」

Wさんは、自分がつらいということをなかなか人に言えない性格である。とくに精神的につらい状況にあることは人に明かせないという。逆に、人のつらさを打ち明けられること、受け止めることは、自分の役割として引き受けてきた。それが、ここにきて人から愚痴をこぼされるのは「つらい」と感じると告白するようになった。

それとともにWさんは自分の過去について話し始めた。Wさんが自分の過去について話すのは、きわめて稀なことである。

「私は子供の頃は、すごい何でも口から先に出る感じの子供だった。それが思春期、高校くらいから恥ずかしいことかなと思った。どちらかというと、聞くようになった」つまり、Wさん本人によると、自分のことを他人に訴えるよりも、他人の訴えに耳を傾けるようになったのは、思春期以降の傾向であるという。そして「私は自分で自分を守っているので、みんな一人でやっているというのがあった」と、他人に頼らずに自分のことは全部自分でやるという、Wさんの人生のあり方につながっていく。自立して生きていこうとする一方で、「誰にも頼れない」「誰からも守られていない」という感覚が心のどこかにあるとも口にしていた。

そこで私が「人に何かを頼むのは苦手なほうですか?」と尋ねたところ、「苦手というか、どうお願いしていいものかわからなかった」という言葉が返ってきた。続いてWさんが語るところでは、「わからなかった」のには、彼女が育った家庭環境が影響しているという。

Wさんは3人姉弟の長女で、2人の弟がいる。Wさんは幼少の頃より母親との間に葛藤を抱え、それを心の奥にしまっていた。「母の扱いがまるで違う、一番下の弟はペットのように育てられていた(笑)。もう両親ともいない。母がC型肝炎から肝臓がんになって、私が介護を20年以上続けていた。私はペットにはしてもらえないという感じは、小さいときからあった。とにかく一切、(私が)言うことは許されなかった。とにかく自分で気に入らなかったら、『あんたなんか産むんじゃなかった』と何度も言われた」

「ペット」のように母親から溺愛されていた一番下の弟に対して、「あんたなんか産むんじゃなかった」と暴言を投げつけられる自分。母親の「ペット」になりたいのに、どうしてもなれない自分。幼少期のWさんの姿からは、そうした母親に対する怒り、悲しみ、それと共に、誰にも頼れないというつらさなどが伝わってきた。

面接をした時点で母親が亡くなってから丸7年が経過していた。20年にわたる母親の介護から解放されたが、Wさんが最初にがんの診断を受けたのは、ちょうどその頃であったという。

Wさんが母親について語るのは、それが初めてのことであった。グループワーク内でも、母親との葛藤について口にすることはなかった。

個人面接において初めて、Wさんは母親に対する気持ちを素直に言葉にしていった。母親から受けた言葉の暴力や、ある種の拒否と支配についてWさんは淡々と語り続けた。

彼女の言葉からは、子供の頃に自分を愛してくれなかった母親に受け入れてもらいたい、認めてもらいたいと願いながら、どこかでそれは無理だと思い、諦め、淡々と20年間も介護していった。そこにはさまざまな感情が存在したと思われるが、Wさんはそのような感情を表現することがきわめて不得手であった。

そして母親の死の直後に自分のがんがわかり、そこでも自分の苦しさを率直に語ることもなく、自分のことをユーモラスに語り、その場を盛り上げようとした。しかし現実にはがんは進行し「実際にお腹が苦しい。歩けなくなったり、動けない」。身体的苦痛によって、自分一人でできてきたことができなくなり、その苦痛が増すなかで「気持ちは、いつでも落ち込んだりしないけれど。鈍い（笑）。ちょっとでもよい兆しがあると、すぐ調子に乗って」とどこか人ごとのような話し方をしていた。Wさんはこのような形で、極限のつらさに対して、距離を取り、自分のつらさをそのまま伝えることはなく、ユーモラスに自分のあり方を述べていった。そのような形で自分を保っていくことがWさんの生き方そのものであった。

＊＊＊

Wさんはふくよかで、ゆったりした感じの人である。

グループワークでは、自分自身の事柄に関しても三人称的に語ろうとする傾向があった。つまり自分の置かれた状況をどこかユーモラスに、外側から眺めているように描こうとするのである。Wさん本人は自分のことを「感受性が鈍い」というが、実際のところは繊細な性格で、グループワークのメンバーの言葉や評価を常に気にしているようであった。

Wさんの特徴は自己の内面を語らない点にあった。

グループワークにおいても、日常生活、治療、身体症状のことが中心で、内面に関することであっても、身体症状や実際の治療によってゆらぐ心について語られることがほとんどであった。他のメンバーのように、がんという病が引き起こす様々な苦悩、社会的孤立、人生に対する内省など、自己の内面を語ることはなく、一方でどこか人とのつながりも求めていたが、そこで他者との関係が深まることはなかった。

一人でがんと向き合っているWさんにとって、グループワークは一方では心の支えとなっていたが、そこで他のメンバーと苦悩を分かち合い、情緒的な交流をすることはできなかった。これがWさんの生き方であり、あるがままの死に方となっていった。そこには両親、兄弟の死を経験したWさんの自分自身と自分の人生に対する諦念（ある種の諦め）があり、それが最後まで斜に構え、ユーモラスに現状を語る姿となってあらわれている。

死に直面して初めて、Wさんは治療者に次第に心を開き、自らのつらさを語るようになった。ここでの、淡々としているが、情緒的にある程度深まった信頼関係が、Wさんの最後の闘病生活の支えになっているように思われた。これはグループワークでは見られなかったことである。医療従事者が死に行く人たちに対して最後まで関心を持ち続ける重要性を示していると考えた。

Wさんは、あくまでも彼女らしい生き方、そして死に方を最後まで貫いたと言える。そこにはWさんの「不幸な人生」に対する諦念、受容があり、それはそのままWさんの穏やかな死に方となった。諦念の死である。

葛藤のなかの死――Xさん（女性・40歳）

Xさんは2007年2月に左乳がん（ステージⅢc）と診断され、3月より術前に化学療法（パクリタキセル＋トラスツズマブ）を1年かけて受けたのち、２００８年2月に左乳房全摘術を受けた。

２００８年4月にセカンドオピニオンとしてOクリニックを受診し、ホメオパシーやサプリメントによる統合医療を始めていた。グループワーク参加は、乳がんと診断されてから4ヵ月後の２００７年6月からであった。参加回数は全体を通して8回であった。

グループワークでは、がんの苦悩を率直に語り、回を重ねるなかで「かくあるべし」の生き方から、少しずつ自分の自然な気持ちに従って生活できるようになっていった。不参加が続いてからしばらくした２００８年12月に、電話でグループワークにまた参加してみてはどうかと誘うと、泣きながら「もと（がん罹患前の状態）に戻ると思っていたので、そうでない自分を受け入れられない。再発も人に言えない。がっかりさせちゃう。かわいそうな人になりたくない」と訴えた。その言葉からは彼女がひとりで抱え込んでいた不安が強く伝わってきた。

そこで治療者は、グループワークから個人面接に切り替えることを提案した。その2週間後から亡くなる約4ヵ月前まで2年半にわたり26回の個人面接を行った。

不安と生きたい心の間で（グループワーク1～3回）

初参加の自己紹介では、泣きながら「がんになってすごくショックで。いっぱい本を読んだり、自分が今ある状況を納得させるようにしていた。いまだに受け止められなくて、何で私がこんなんだろう（「がんなのだろう」の意）」と話していた。その一方で「まだ子供が小さいので、今の状況をできるだけプラスにできるようになれたらと、ここに参加しました。もう少し自分の生きたい道とか、生きていくためにどうすればいいのかということを、またここに参加することによって見つけていけたらいいな」とも語り、がんと診断されたことはショックではあるものの、自分自身の生き方を求めているXさんの姿がそこにはあった。

がんの両義性

当時、化学療法が再開され、Xさんは副作用で苦しんでいた。

副作用に振り回される日々が続いていたが、そのなかにあってもXさんは「病気になったことでいろんなことの見方を変えることができ、病気になったことで知り合えた人もいるので、悪いことばかりではないと思っています」と前向きな発言をしていた。参加者と経験を共有し、つらい状況の対処法を教えてもらうことにより、「やはりここに来て、同じがんという病気の人たちと話すことによって、そうかと気づくこともいっぱいある」と感じることも多々あり、「悪いことばかりでない」と自己の生き方を見つめ直し始めていた。

化学療法が続くなかで、不安定な体調に一喜一憂し、情緒的にも不安定な状態になっていたが、Xさんは「今まで病気になる前は、なりたい自分があっても、そこになかなかたどり着けなくて、がむしゃらにないものばかりをつかもうとしていたが、今やっと内側を見つめられるようになってきた」と病以前とは異なる観点から自身の内面を見られるようになったと実感したようである。

力を抜くこと、ゆるめること（グループワーク4~8回）

この時期になると、Xさんは自分自身に関して「楽しいと今まであまり感じたことがなかった。あれをやらなきゃこれをやらなきゃと生きてきた」と語るようになっていた。また「仕事に対する執着みたいなものがまだ抜けないので、すごくがむしゃらになって。そこに気づくまでにものすごく無理もしたし、きつかった。今度はまた原点に戻って小さなところから一歩を」と自分に言い聞かせるように口にしていた。それまでとは異なる「自己」を経験することで、原点回帰して、小さなところから無理なく歩き始めた彼女の姿がそこにはあった。

乳がんと診断されてから約1年が経過していた。

術前の化学療法が終わり、手術をする段階に来ていた。治療の終わりが見えず、依然として不安が続くなかで新年を迎えるにあたり、Xさんは「力を抜くということで言うと、そういうふうにやっていきたいと思っています」と発言していた。ちょうどグループワークで「いかに力を抜いて生きるか」がテーマとなっていたときである。以前のような完璧主義で、「ねばならない」と自分を追い込むXさんの姿はそこにはなかった。「がんばらない」「ゆるめてよい」と自分を許せるようになり、自己の変化が見られた。

できないことはできなくてよい

手術後、4ヵ月ぶりにグループワークに参加したとき、Xさんは次のように発言していた。「また1年間治療をすることになった。思ったよりもよくなかったというショックがあって。やはり悪いと結構ガーンと体に、気持ちもそうですけれど何もしたくなくなってしまって、うつ状態だったと思う。この2、3日ちょっと底を打ったかなというような気がして」

他の参加者が「身体症状がきつく、できないことを考えると、どんどん考えていく悪循環に入る」という話をしたところ、「私もできないときは『できなかった』と思うけれど、できないときはレベルを低くする。もうひとつはできなかったけれど、ひとつできたらいいやと思うようにしないと」と話した。この頃のXさんは自分の限界を自覚して「できないことはできなくてよい」と割り切り、「できずにいる自分」を少しずつ受け入れるようになっていった。

Xさんがグループに参加して1年が過ぎた。

当時のXさんは「病は心の問題」と語り、がんになった自分を責めるようになっていた。自身が抱えている不安が「重い」と表現し、再発、転移、予後に対するさまざまな不安で前かがみになっている自分を自覚しているようであった。その一方で、なにもかも完璧にとがんばってきた自分が、今や夫や他人に助けを求められるようになったこと、できないことは「できない」と伝えられるようになったことを評価する姿勢も見られ、今をよりよく生きられるように「今、ここで」を生きる術を会得しつつあるように思われた。

原家族とのつらい思いを語る（個人面接1～12回）

Xさんは乳がんと診断された時点で、主治医から「このタイプの乳がんは再発したら予後は1年ぐらいだ」と聞いていた。術前ばかりか術後もつらい化学療法を受けていたにもかかわらず、再発が判明したときの彼女のショックの大きさは計り知れない。「もと（がん罹患前の状態）に戻る」と信じていたXさんの不安を少しでも軽減できればという思いから、個人面接による精神療法を2週間ごとに行うことにした。

当時、実施していた化学療法の結果、Xさんに「今まで苦しくなかった胸が苦しい」「お風呂に入った後、頭が真っ白になる」という身体的苦痛が重くのしかかるようになっていた。

やや緊張した雰囲気のなか、Xさんに個人的なこと、とくに家族構成について尋ねてみた。Xさんは祖父母、両親、兄姉の7人家族で「母からいいアテンションをもらえなかったのも、父からすごく威圧的な態度をとられたのも、もとをたどれば祖父が一番強い、九州で典型的な、男尊女卑といった状況にあったという。そうした古風な家父長的空気のなかで「母は祖父の目をすごく気にしていた。小さい頃の母の顔を思い出せない」と泣きながら回想した。

やがてXさんは「母が、私のことをどういう目で見ていたか」と絞り出すような声で話し、原家族について語り始めた。その姿は、長年にわたり心の奥に閉じ込めていた思いを治療者に問いかけているように思えた。こうして、グループワークでは語られなかったXさんの苦悩が少しずつ語られるようになったのである。

母親と娘の関係

Xさんには当時、2歳の双子の娘がいた。

原家族について語るなかで、子供の頃の自分の姿と娘の姿を重ね合わせ、「1人はストレスの感じ方が私に似ている。気持ちをすごく受け止めてもらいたいとか、親がどういう目で自分を見ているか、すごく観察している」と話していた。こうした発言を繰り返して、Xさんは過去に押し込めていた感情を徐々に表出するようになっていった。

そして、がんになるまでの人生を振り返り、次のような言葉を口にした。

「子供が生まれてから、やることがやっぱり多すぎて、夫と押し付け合いみたいでした。今までは仕事していてもそんなに責められなかったのに、私の仕事を続けていることに、すごくまわりがみんな敵に見えた。母親はこうあるべきとか、母親が中心になって育てるべきとか。今まで仕事のために生きてきた。書店に行くと私の本が並んでいるとすごく嬉しかったり、何度も賞をいただいた。同期の男の子とか、子供のいない人たちが着実に上っていくところを見るともやもやした。何か私はしょせん偽者だったのか。そこでもちこたえられる精神力も体力も、実力もなかった」

プロのイラストレーターとして、そして母や妻として、仕事と家事育児を完璧にこなさなければならないと、「かくあるべし」の人生を一生懸命に送ってきたXさんの姿がそこにはあった。がんと診断されたのは、まさにXさんががむしゃらに走り続けていた最中のことであった。

がん罹患について、Xさんはこう振り返る。

「結婚したのは34歳。大学を卒業して東京に出てきて10年間ぐらい、仕事に一生懸命でした。子供を産むちょっと前、何か足りないとは常に思っていた、仕事がものすごく忙しい。仕事が途切れると落ち込んで、消えたくなるような感じになった。書店で見つけたある本を読んだときに『ああ、そっか』と、私はもらっていない（中略）私こんなにお母さんのことを思っていたのに、お母さんは私のこと何も知らないし。何もくれてない、もらってない。その土台は、私はすごく弱い。自分を信じられない、自分が嫌いだった。今の自分ではない自分になりたいというのは常に何かあった。やっぱり子供を産んでからも、この同じ気持ちは子供に味わわせたくない」

「（自分の）土台が弱い」と感じるのは「母親から愛情をもらっていないこと」に関係しているとXさんは気づいていた。そして、自分が大人になってまで感じているこのつらさを自分の娘たちには引き継ぎたくないと願っていた。そこで、Xさんが自分の子供としっかりした関係を築いていくことで、これまでのXさんとその親との関係もやり直せるという話をした(2)。

するとXさんは次のようなエピソードを語り始めた。「子供と年末に出かけたときに道を間違えて、すごく急がせて走って。『ごめんね』と言ったら『いいよ』ってにっこり笑ってくれた。もう何かすごく受容され、今までにない感覚でした。１００％受容されたような感じがして」

このエピソードを語るXさんの顔には微笑みが浮かんでいた。

がんの再発は自己の存在をおびやかす恐怖であり、精神的苦痛をもたらす(3)。そのようなときに、この苦痛と共に生きるには、一人ひとりの生きてきた過程を振り返ることが重要であると治療者は考えた。

Xさんも面接初期に、原家族について語りながら、これまでどのように生きてきたかを振り返る作業を丁寧に繰り返していた。その過程で、母親から十分な愛情を受け取れなかったことが何度も語られた。「さびしかった自分」「助けを求めたり、甘えたりできなかった家族」があったこと、「母親から愛していると言ってほしかった」ことを涙ぐんで話すことも度々であった。

Xさんは母親の口から「愛している」という言葉を聞きたかった。しかし、最後までその言葉を与えられることはなかったのである。「土台が弱い」「自分で自分を愛せない」「自分を信じることができない」というXさんは、常に何かに攻撃されていると感じていた。「自分で自分を守らなければならない」と信じていたにもかかわらず、自分に対して肯定感がないために、常に敗北感と孤独感を抱いているように見えた。

さらに、そこにXさんのまじめな性格や、「ねばならない」とがんばり続けてしまう姿勢が加わり、理想と現実のギャップに悩む「硬すぎる生き方」が、敗北感や孤独感を強めていく悪循環につながっていったと思われる。

過去から今へ（個人面接13～23回）

個人面接を始めるきっかけとなった再発のショックは、回を重ねるなかで軽減したため、面接の頻度は2週間に1回から月1回となった。また化学療法による治療に加え、ホメオパシーやサプリメントによる統合的な治療も継続され体調も少しずつ改善していった。

この頃、Xさんはイラストレーターのグループ展に参加していた。「よくがんばったと自分自身を褒めることも、以前よりは自然にできるようになった。今までは仕事について、すごく完璧を求めていた。今は『まあいいか、それでいい』と思えるようにもなった」と語り、自分自身の生き方をゆるめられるようになったと自然な表情で話していた。

その一方、つらかった子供時代の話が繰り返された。

Xさんの心の底には、原家族の葛藤がいまだに大きく硬い塊としてあった。兄姉に対しては「兄を見てると、権力とか地位とか大好きで、自分とは合わない。姉はお互いにすごく傷つけ合った関係です。姉に対してやっぱり許してない部分はいっぱいあります。私ははけ口になっていた。姉も寂しかったというのもあるし、一人ひとりを大事にしなかった家族、誰かがはけ口になるという、それをすごく容認してたことに怒りみたいなのがある」と発言した。

個人面接を重ねるなかでXさんは、自分が過去に負わされた傷に対して怒りを表出できるようになった。長年、抱え込んできた家族への葛藤を治療者と共有することで、彼女の心にある硬い塊が少しずつ溶けていくように感じた。同時に、原家族から歓迎されていなかった自分を客観的に見られるようになり、過去は過去として、そのつらさをありのままに受け入れられるようにもなっていった。

Xさんは「今、ここで」から過去の母親を「がっかり」と表現することで、過去から離れて、現在を生きようとしているように思えた。治療者もXさんのつらい気持ちをありのままに受け入れながら、一方で現在の家族との関係、とくに子供たちとの関係に注目し、そこでの経験を聞くように心がけた。

やがて、日常生活における家族のやりとりが何度も語られるようになった。

Xさんは自分の心が「子供から助けられている」と素直に話していた。Xさんの場合、双子の娘から愛されることによって、また自分が双子の娘を深く愛することによって、子供時代に受けた傷が修復されていったのである。

しかし、体調は徐々に悪化していった。

がんばって面接に来ては「やっぱりここに来て面接するのがいいから」と言葉をかけてくれることもあったが、やはり日々の生活で「休んでいる自分に対して罪悪感がある」と口にすることもあった。再発を経験したことによる無力感に加え、いよいよ体力がなくなりできないことが増えていくなかで強まる親としての義務感が、Xさんにのしかかるようになっていた。

双子の娘から「お母さんの病気、治らないの」と言われたことで、「できないこと」「足りてない感じ」を以前とは異なる意味で強く感じるようになり、自分を責めるようになっていった。Xさんの根底には、なおも一生懸命な「ねばならない」の姿勢があった。

がんと共に生きる苦悩、厳しい現実（個人面接24～26回）

がんはさらに進行していき、最後は2ヵ月に1回の面接となった。身体的につらくなり、日常生活では横になって休んでいる時間が増えた。

「具合が悪かった。ずっと肝機能の数値が下がらなくて、痛みが治まらない。地震のときはあまりにも痛くて」とついに痛みは耐えがたいレベルに達し、肝機能の悪化から「抗がん剤やめたら今度はリンパのほうが腫れてきて。動けないのがすごくつらくて。精神的にも、追い詰められるような感じ」に追い込まれていた。

気持ちの面でも、「調子悪かったから、人と会えなかった。何日か前に、保育園のときのお母さんたちと会ったら、すごく涙が出てきて、やっぱりなんか、きつかった」とつらさが重くのしかかってきていた。このようなときに治療者としてそばにいると、言葉が出ないほどのつらさ、苦悩が伝わってくる。「小さなお嬢さんたちをもつ、こんなに若い人がなぜ……」と不条理を感じたこともあった。

病状が悪化するなかで、Xさんの内面では「諦められない気持ち」がますます膨らんでいくようだった。

「明日はよくなるかな、明日はよくなるかなと思いながら、そんなにこう、自分で、ひどくないかなと思っていたけど、結構きつかった。だんだん家事ができなくなってきたし、ごはんを食べれなくなった。本当、がんばれないなと思って。がんばれないから仕方ないなって、諦める一方で、なんとなくやっぱり、罪悪感というか……（中略）ずっと具合が悪い。家族も疲れてるし、私自身もなんかこう、私は悪くないのは、わかってはいるけど責めてしまう。自分を裏切ってるような、明日はよくなるだろうとか、来週はよくなってるだろうって見通しが立たない、常に不安です」と声を詰まらせて語り、その言葉からは、母親として子供たちに「やるべきことをやれていない自分」を責める姿が見てとれた。

夫に対する言葉も語られた。「旦那は一生懸命、家族を守るというか、維持していこうとはしてくれてる。一生懸命ごはんを作ってくれてます。子供に『あんたたちのお父さんいいお父さんだねぇ』と言うようにしてます」と微笑みながら話すXさんから、温かい家族の情景を思い浮かべた。そして「病気になると考えますもんね。何がいけなかったんだろうって」という言葉をもって最後の面接が終了した。

幼い子供と夫を残し、悩みながら懸命に生きた女性の「死」であった。

最初のがんの診断から4年8ヵ月、再発から2年6ヵ月が過ぎていた。

* * *

Xさんは40歳のとき、幼い2人の娘の母親として仕事と家事の両立に励んでいる最中に乳がんとなった。グループワークに参加した当初、がんと診断されたことに対するショックや、「なぜ自分が」という信じられない気持ちを涙ながらに語り、抑うつ状態にあった。

その一方で、グループワークに参加することで自分としての生き方を求めていきたいという希望も語っていた。回を重ねるごとに、同じ病を抱える人と話すことによって、どのようにがんと向き合っていけばいいのか彼女なりに理解していったように思われた。

がんという病を抱えている現実を少しずつ受け入れる過程で、それまでの執着の強い生き方を振り返り、「力を抜く生き方」「自然な生き方」へと方向転換するようになっていった。

しかしXさんの場合、化学療法から手術、そしてふたたび化学療法と治療を継続していくなかで再発した。できることをすべてやった末の再発であり、彼女の苦悩や苦痛は計り知れない。Xさんにとって自己の存在をゆるがすほどの大きな不安となり、生きていくうえでの精神的苦痛が重くのしかかってきた。

Xさんは初診時に担当医から「再発したら厳しい状況である」と伝えられていた。電話口で泣いているXさんに、治療者としてできることはないかと考え、グループワークから個人精神療法に切り替えた。

個人精神療法の1対1の面接では1時間を共に過ごす。葛藤や苦悩を語るときには、温かく耳を傾けてくれる存在が必要である。前述のWさんは個人面接で、グループワークでは語られなかった家族との葛藤をありのままに口にした。

Xさんの苦悩はどこから来るのか？　その原因は、がんの再発だけではない。もっと根の深い苦悩があると治療者は感じていたが、実際の個人面接では、そのあまりの根深さに圧倒された。

個人面接の話題は、再発という目の前の不安を直接に扱うのではなく、自分の人生を振り返りながら原家族について少しずつ問いかけることから始めた。原家族（とくに母親）から愛されていないと感じ、認められていなかったXさんはがんばるしかなかった。何度も繰り返し語られる過去の苦悩が、行きつ戻りつしながら、らせん状に深い淵から現在に浮かんでくるのを感じた。こうして封じ込まれていた過去が言語化されると同時に、目の前の家族、とくに双子の娘からかつての自分が親から与えられなかったものを受け取ることで、Xさんはようやく「100％受容されている」と実感できたのである。

その受容に至るまでの過程は、細やかなXさんの愛情そのものでもあった。

Xさんは子供時代に与えられなかった「大切に愛《いつく》しまれる経験」を、「今、ここで」を生きることでついに手にしたように思う。Xさんが長年、抱えてきた苦悩は今の家族との実際の関係を通じて癒され、ある程度修正されたようである。

とはいえ、現実は厳しく、身体症状のつらさはXさん内面で罪悪感につながり、最期は45歳にして「何がいけなかったんだろう」と自責の言葉を残して亡くなることになった。

Xさんはグループワークと個人面接を通じて、「愛されること」「ゆるめて生きること」「まあいいかと思えること」など、がん以前には持ち得なかった自然な姿勢を身につけ、緩やかに変化していった。しかしXさんという存在の根底には「ねばならない」の姿勢があり、一生懸命に生きようとしていたようにも思えた。それこそがXさんの固有の生であり死であり、生きる欲求のあらわれそのものなのだと思った。

人はどう生きるべきかではなく、どのように生きたかが重要であると、Xさんの姿を目の前にして改めて感じた。その人の存在の根底にあるものと共に、ありのままの生を終えること。それこそが大切なのだろうと思う。

Xさんが苦悩しながらも懸命に生き抜いたことは、残された家族だけでなくグループワークの参加者、そして少なからぬ時間を共に過ごした治療者である私の心に深く刻み込まれた。

三者三様の生と死

グループワークのメンバーは中間期の患者である。

グループワークでは、病に対する不安、死への恐怖などが表出される。グループ内で語ることによって「自分ひとりではない」「抱えられている」「保証されている」と感じられるようになる。同じ苦悩を分かち合い、つながっていると実感することで、病によってもたらされた「行き詰まり」＝「底つき体験」を語れるようになるのである。

こうしたプロセスが素地となり、がんという病をありのままに受け入れ「よりよく生きられる」固有の生の探求に踏み出していくことになる。症状が安定している状態では、生きていくことに欲望を感じ、がんという病の存在が自分のなかで小さくなっていく。「サバイバー」と呼ばれるように、がんを克服することでその人は病以前とは異なる固有の生を生き始めるのである。

しかし反対に、つらい治療を耐えてきたにもかかわらず、転移や再発によって徐々に体が壊れていくとき、確実に死が現実のものとして迫ってくる。安定した中間期をもてない、究極のクライシスのただ中にいるがん患者が「底つき体験」をすることはない。病が進行するにつれ、底のない深みに入っていく。

底のない状況に置かれた人は、あまりにもつらく、自分を語らずにいられない。がん患者が自分の人生を振り返り、自分なりに人生について語るとき、治療者はただそばにいて温かく耳を傾けることが重要であると考える。過去と現在の狭間で苦悩している患者にとって、治療者は過去と現在＝「今、ここで」をつなぐ役割を果たすことになり、患者と治療者は二人三脚で共にその人が生きてきた物語を紡いでいくことになるのである。

この章で紹介した3人の生と死の語りに対して、治療者としてその人が生きてきた証をあるがままに受け止めるように心がけてきた。

Eさんの場合は最後まで「生きたい」という欲望が伝わってきた。家族とのつながりがEさんの生そのものと言える。Wさんが家族をめぐる物語を初めて語ったのは、死に直面したときであった。治療者が常にWさんに関心を払い、彼女の語りを聞こうとしたからこそ、彼女自身の生きてきた物語が語られたように思う。Xさんとは、つらい原家族との葛藤を、彼女が大人になって築き上げた現在の家族に引き継ぐことのないように幾度も語り合った。その過程で、治療者として時にゆれていたことも事実である。そのなかで支えになったのは治療者自身の死生観であり、「今、ここで」を生きている感覚であったように感じている[4]。

「三人三様の生と死」は、死の恐怖と生きる欲望をめぐっての固有の物語であり、その生のあり方は、死を迎えるプロセスと直接つながっているように思われた。

ここで治療者のあり方として重要なことは、患者から語られたことをありのままに、何の解釈もしないで受け入れていく態度であり、そうした態度を維持するために、治療者側の死生観が重要な支えとなることも指摘しておきたい。

5　森田療法の死生観

「生の医学」と「死の医学」

現代の医療の5つの特徴

前章では3人のがん患者の生と死について見ながら、がんという病の経験においては、患者と治療者双方の死生観が大きな意味をもつことを示した。では、その死生観とは具体的にどのようなものを指すのか。それを検討する前に、まず現代の医療の特徴について概観していきたい。

現代の医療には次の5つの特徴があると私たちは考えている(1)。

1　原因探求モデルである——原因を探求、特定し、その排除を目的とする。
2　ある特定の器官での障害を標的とする——部分に注目する。
3　全人的視点に欠ける——その人の存在、全体のシステムへの視点に欠ける。
4　治すことを飽くことなく探求する——健康を強迫的に探求する、病との共存を考えない。

しまう。

5　死をタブー視する——死を敗北と見なし、治療法がなくなると医療者が治療的関与を止めて

これを見てもわかるように、現代の医療はいわば「生の医学」であり、際限のない生存の試みであると言える。こうした現状は、20世紀の医学に輝かしい勝利をもたらした急性期モデル、とくに感染症に対する治療モデルが、その基礎になっていることに関連しよう。しかし近年、厚生労働省は、がん、脳卒中、急性心筋梗塞、糖尿病に精神疾患を加えて「五大疾病」とし、それらをいわゆる国民病として医療計画に盛り込んだ。そこに挙げられているのは、急性心筋梗塞を除いてすべて慢性疾患であり、高齢化が進んだ現代では、治療モデルの中心は、急性期モデルから慢性期モデルに移りつつある。こうした移行期には、慢性化した病をどう治療するかといった問題にとどまらず、その人の生活習慣やＱＯＬ（生活の質）、ひいては生き方と死に方が問われるようになる。

本書のテーマであるがんは、その慢性疾患モデルの代表である。

1章で見たように、がん患者のケアでは身体的苦痛のみならず、精神的苦痛、社会的苦痛、スピリチュアルペインなどに対する全人的な視点が必要となる。ノンフィクション作家で医療関係への発言も多い柳田邦男は、かつて「現代医学のなかであまりにも非日常的なものとされてしまった『死』を、『タブーの世界』から『開かれた世界』に引き出し、誰でも自然な気持ちで話し合えるものとする必要があるのではないか」と問いかけた。[2] 彼のこの言葉は、現代の医療に対する鋭い批判

であると同時に、統合医療をはじめ全人的治療を目指す新しい取り組みが抱える課題でもあろう。では、非日常化された「死」とは、具体的にどのようなものと考えられているのであろうか。

死の概念

ここで、曖昧で混沌としている死の概念について、フランスの哲学者ウラジミール・ジャンケレヴィッチの説を参照しながら整理しておきたい。

ジャンケレヴィッチは、死を「一人称の死（自己の死）」「二人称の死（近親者の死）」「三人称の死（一般的な他者の死）」に分けた。[3] そのうえで、「私たちは自分がいずれ死ぬことを頭では知っているのですが、それを腹の底からは納得しないのです。もしそんなふうに納得したら、私はもう生きていけません。ですから、私は死を他人に割り当てる」と言い、自分の死について人が通常どのような思いを抱いているかを指摘する。[4]

私たちは、観念的には自分は死ぬと理解してはいるが、自己意識のなかでは決してそうは思わない。普段、私たちにとって死とは常に「他人の死」＝「三人称の死」なのである。ところが、がんという病は死がもはや「三人称の死」ではなく、他ならぬ「自分の死」＝「一人称の死」であることを突きつけてくる。

病が進行し、もはや症状を標的にした体への治療的対処（西欧医学の治療手段）が尽きたとき、「生の医学」に立脚した医師は無力感にさいなまれ、その患者から次第に遠ざかるか、「自由にお過ごしください」と伝えるほかなくなる。こうした医師の態度に、患者は「見放された」「裏切られた」と感じて深く傷つく。「死の医学」を内包しない「生の医学」の限界があらわになるのは、まさにこうした事態においてである。

がん患者の苦悩をどう理解するのか

森田療法の自然論

ここまで本書では、がんという病の経験とともに、生きることと死ぬことについて多くを述べてきた。生きること、死ぬことに伴う苦しみとは、言い換えれば生老病死の苦しみであり、それは私たち人間が生きていくうえで避けることのできない宿命のようなものである。そして本書のもうひとつのテーマである森田療法とは、この生老病死と、それに付随する苦悩を扱う精神療法である。

ここで、森田療法の基本的な考えである「自然論」[5]から、がん患者の苦悩がどのように理解できるのかを説明したい。具体的には、病とその苦悩、そこで繰り広げられる生と死、死生観について、どのように捉えているのかを示す。これは、先に見た「生の医学」の限界を超えて、がん患者に対して、病と共に生きる、あるがままに生きるという新しい視点を提供するものと考えている。

みずからの精神療法の特徴について、森田は次のように述べている。[6]

本療法の実質は、心身の自然療法であって、これをまた体験療法とも見ることができる。

人為的の工夫によって、随意に自己を支配しようとすることは、思うままにサイコロの目を出し、鴨川の水を上に押し流そうとするようなものである。思う通りにならないで、いたずらに煩悶を増し、力及ばないで、いたずらに苦痛にたえなくなるのは当然のことである。それなら自然とは何であるか。夏暑くて、冬の寒いのは自然である。暑さを感じないようにしたい。寒いと思わないようになりたいというのは、人為的であって、そのあるがままに服従し、これにたえるのが自然である。

森田にとって人間の経験とは、それがいかに苦痛に満ちたものであっても、自然の現象であるにすぎない。そして、その自然である心や体を自分の思うように支配しようとすることで、苦悩が生まれるという。これが反自然的なあり方で、そこには人間の思い上がり、肥大した自己意識への鋭い批判も含まれていよう。

したがって森田の治療の着眼点も、自然（事実）に服従し、自己の経験をありのままに受け入れることにあった。森田療法では、自然は決して人間の外部にあるのではなく、内部に存在するものとして理解する。その自然は心身の自由な活動としてあらわれ、根っこには私たちの「いのち／生命」があり、それはそのまま環境としての自然と連動している。

自己のあり方

ところで、精神と身体の関係は森田療法ではどのように理解されているであろうか。

精神療法ということを知るには、まず身体と精神の関係について知らなくてはならない。（中略）余などの採る説は、心身同一論であって、心身は単に同一物の両方面である。[7]

つまり精神と身体は同じものの両面であり、その根っこには内的自然（いのち）が存在する。心身自然一元論である。ここでは、精神という言葉を意識（自己意識）と限定して理解し、「認識し、思考する心の働き」と考えている。一方で身体とは、感覚、感性、感情、欲望などが属していて、すでに述べたように、その根っこに内的自然が存在するものと考える。

自然論から見た自己のあり方は、図の下側に示したように、自己意識、身体、内的自然という構造を想定する。その構造は内的自然を基盤とし、ほぼ重なる形で身体があり、その上にちょこんと自己意識が乗っている。

この自己のあり方があるがままの自然体で、そこでは自己の構造が調和して働き、環境世界に関わっている。では反自然的なあり方、「とらわれ」に結びつきやすいあり方とは、どのようなものであろうか。そのようなあり方は、がん患者にも当然見られる。

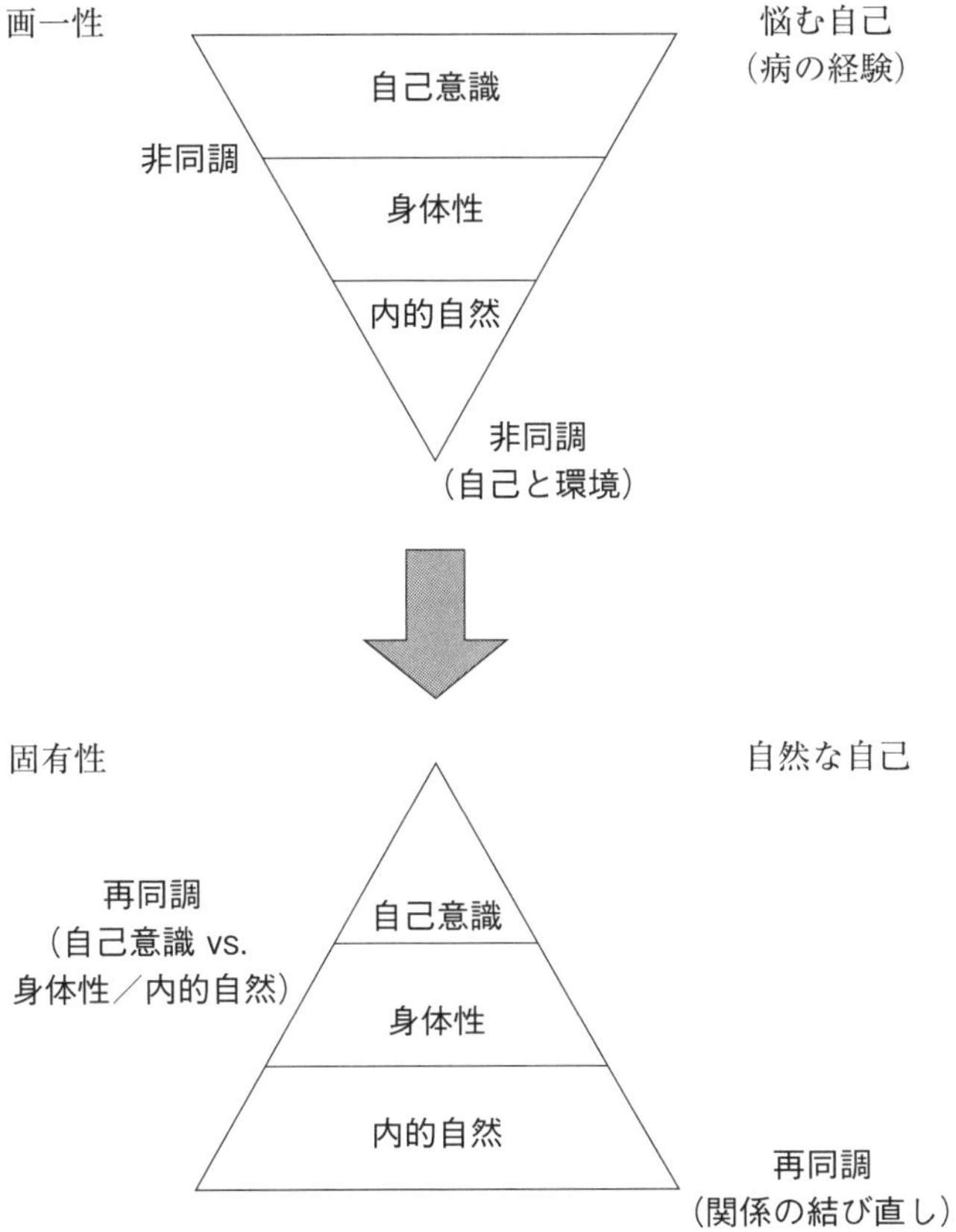
画一性
悩む自己
（病の経験）
自己意識
非同調
身体性
内的自然
非同調
（自己と環境）
固有性
自然な自己
再同調
（自己意識 vs.
身体性／内的自然）
自己意識
身体性
内的自然
再同調
（関係の結び直し）

自己の構造

苦しみをもたらす反自然的なあり方

原始仏教では、私たちの苦しみとは「自己の欲するがままにならぬこと」、「自己の希望に副《そ》わぬこと」と理解する。(8)「自己の欲するがままにならぬこと」とは、人生における生老病死である。私たちは、すべてのものが無常であるのに、私たちが事物をすべてわがものであると考え、執着するがゆえに苦しむというのである。

こうした人間の苦悩に対する理解は、森田療法とも共通する。では、原始仏教がつかんだ人間の苦しみや葛藤を、森田療法ではどのように理解するのであろうか。森田はみずからの精神療法の原理のひとつとして、「思想の矛盾」の打破を挙げた。

（思想の矛盾とは）かくありたい、かくあらねばならぬと思想する事と、事実即ちこの想像する結果とは反対となり、矛盾することに対して、余が仮に名付けたものである。(9)

かくあるべしという、なお虚偽たり。あるがままにある、すなわち真実なり。(10)

自己自身を「かくあるべし」と縛っているあり方は虚偽であり、あるがままの自然な心身のあり方を事実として知らず、受け入れていない、と森田は鋭く指摘する。加えて、このようなみずからを縛る思考（「べき思考」と呼ぶ）が自己意識であると理解するならば、その自己意識と私たちの感覚、感情、欲望、身体、そしてそれらを支える内的自然との抗争こそが、私たちの苦しみの源泉であるとした。

このような自己意識のあり方とは、言語を媒介とし、自己と世界を「思うがまま」に支配しようとする世界への関係の仕方、または自己愛的、強迫的なあり方である。それは、⑴自己と世界を「われの所有である」と考えること、⑵それに基づいて組み立てられた論理（かくあるべしと自分や他者に要求する自己中心的な思考）、⑶肥大化した自己意識（自意識過剰、世界が自己中心にまわっていると考えること）、⑷言語によって裏付けられた、物事を差別化し区別していくような論理の優位と、身体、内的自然（あるいは感情／欲望）の劣位（頭でっかちで自分中心に組み立てられた思考や行動のパターン）などで特徴づけられる。

森田療法において事実を知ることとは、反自然的な自己意識を削り、自然な心身、内的自然をありのままに受け入れ、それを経験することである。森田療法に基づく助言や介入では、そこにぴたりと焦点が当てられていく。

人生の危機と逆三角形の自己

ここでもう一度図を見てほしい。上に置いた逆三角形は、下の「自然な自己」をちょうど逆さまにした構造をしている。私たちは、大なり小なりこのような不安定な自己の構造をもって成長する。

そして周囲の環境、家族、社会的関係に支えられながら、徐々に自分の世界を広げていくのである。

ある人が繊細で傷つきやすければ、逆三角形は鋭くなる。また家族の支えが不十分であれば、その傾向はさらに強まるであろう。一般的な傾向として、逆三角形が鋭くなればなるほど、周囲の影響を受けやすく、「かくあらねばならない」「かくあってはならない」などと自分で自分を縛るようになる。つまり頭でっかちの傾向が強くなり、そのことが人生の変化に対する適応を困難にする。

人生は絶えず変化し、誰もが生老病死を免れない。私たちの危機とは、病であり、老いであり、死に直面することである。それは人生において避けることができない危機である。そして、そうした危機に対峙することで、私たちは先が鋭く尖った逆三角形という自己の構造を経験する。そのとき自己意識は過度の緊張の様相を呈し、いわば神経が張り詰めたような感じになる。こうした経験は、本書で述べてきたすべての事例に見られると言っても過言ではないであろう。

逆三角形の自己は、見た目からもわかるように、環境からのさまざまな刺激に対して不安定であり、ゆさぶられやすい。このような自己の経験の根っこにあるのは無力感であり、それゆえ自己意識はさらに緊張し、張り詰め、なんとか安定を保とうとする。そしてそれに対して、その人特有の心身の不快な感覚、感情反応が起こる。それを「あってはならない」と肥大した自己意識（その中心は「べき思考」）が決めつけ、支配しようとする。森田の言う思想の矛盾である。こうして自己意識は柔軟性を失い、身体／内的自然は、環境／自然に対して非同調的となる。

がんの経験は自己意識を肥大させるだけではない。慣れ親しみ、通常は意識にのぼることのない身体が、ゆさぶられ、違和感を伴い、常に不安をもたらすものとなる。一方で内的自然は、がんそのもの、治療、さまざまな傷つき体験などから、本来のダイナミックな動きを失っているのである。

がん患者における自己と環境の不調和

生老病死の苦悩に直面すると、私たちは自己自身、そして自己と環境の同調・調和を失う。右に述べた自己の構造に基づいてがんのような慢性疾患の経験を明らかにするには、次に挙げる2つの同調する境界面における関係が問題となる。そして両者の関係を明確にすることが、苦悩の構造を捉え、生き方を転換し、さらには死生観を考えるうえで有用なのである。

ここで重要となる2つの境界面とは、「自己意識と身体性／内的自然の境界面」と「環境と自己全体の境界面」である。本書で取り上げてきたように、がん患者の場合、この2つの境界面において非同調が起きている。

では、その非同調はいったいどのようなものなのであろうか。

自己意識と身体性、内的自然の非同調

①自己のあり方をめぐって

がんの告知を受けた人の自己のあり方は、自然な自己のあり方とは逆となる。つまり不安定化し、

肥大化した自己意識が、異物化した身体性と卑小化した内的自然をなんとかコントロールしようとあがいている状態にある。

これまで身を置いてきた世界（日常生活）から切り離され、医療という枠の中に組み入れられて、死の恐怖に代表されるさまざまな苦悩を経験する。つまり自己意識や自然と調和していた身体性が異物化され、自己意識がゆさぶられるのである。その異物化は、自己の存在を暴力的におびやかすという意味でモンスター化といってもいいだろう。

また、これは「生きたい」という思いと、「死ぬのではないか（死の恐怖）」という恐れの間で自己の存在そのものが激しくゆれる経験でもある。

②がんの診断と医学的処置に関連して

がん患者を震撼《しんかん》させる原因の多くは、検査や治療のための医学的処置からもたらされる。画像診断や腫瘍マーカーといった検査結果に絶えず一喜一憂し、「結果が悪かったら／悪いから、死ぬのではないか」という死の予感に震撼することになる。

ところが、医師をはじめとする医療従事者にとって、種々の検査結果は物理的な腫瘍の大きさや数値の変動であり、その検査結果によって患者がどれほどの苦悩を味わい、生と死の間で実存的にゆさぶられているかに注意を払うまでにはいたらない。

③迫られる自己決定

がん患者の内面がゆさぶられるのには、治療の過程で常に自己決定を迫られることも大きく関係している。病という事実に圧倒されながらも患者は、治療のあらゆる局面で、治療を受けるのか受けないのか、どのような治療をどこまで続けるか、といった生死に関わる重要な決定をしなくてはならない。こうした決定の必要によって、患者の自己意識は緊張状態に追い込まれ、より不安定なものになっていく。

④傷ついた自己愛

いまだに「死に至る病」という烙印《スティグマ》をもつがんという病は、それ自体で人を傷つけ、苦悩の淵に追いやる。「なぜ自分だけが……」と絶望して憤り、深い孤独感にさいなまれる。やがて、それが環境との非調和を生んでいく。

自己と環境の非同調

①環境との非同調

がんと告知されると人は、それまでの友人関係から距離を置いて引きこもり、自分ががんであるという事実を隠そうとする。こうした反応は、先に述べた自己愛の傷つきから生じるものであるが、加えて周囲の言動に敏感になっている状態で他人から不用意な言葉を投げつけられた結果である場合も多々ある。

時間を経るにつれ助長されていく患者の社会的引きこもりは、病そのものによって苦悩が引き起こされる経験（一次的傷つき）と、医療従事者や友人などによって苦悩が引き起こされる経験（二次的傷つき）の総和であり、度重なる「傷つき」のなかで環境との非同調が強められていく。

医療従事者は、がんという病を器官の障害として捉え、病をデータや画像で語ろうとする。患者が告知以来ずっと抱えている内面の不安定に注意が払われることはまずなく、そのようなコミュニケーションのあり方や関係性がますます患者を不安定にし、傷つけるのである。

また、友人や近隣の人たちは、しばしば「大丈夫よ」や「元気を出してね」といった言葉で安易な慰め、同情を示すが、それがむしろ患者にとってはつらい。さらに、病によって日常生活が一変して困難に直面することで、これまで隠されてきた家族の葛藤が表面化することも少なくない。家族の問題も患者を苦しめ、孤立に追いやる。

②社会的孤立感

このような環境との非同調は、患者がこれまでの人生で築き上げてきた社会的関係、結びつき、絆を切断していく。病という事態は、身体的苦悩、心理的苦悩のみならず、社会的苦悩も引き起こすのである。

社会的な絆を失った患者は、しばしば医療従事者などに依存し、それゆえ医療従事者の言動に敏感になり、ゆさぶられやすくなる。結果、医療への依存を強めるという悪循環もしばしば見られる。また自己意識が身体の変動に敏感となり、自己意識の不安定をさらに強めていく。このような二重、三重の悪循環が起こりやすい。

死をめぐって

ここまで見てきたように森田療法のグループワークにおいて、死について語られることは稀ではない。しかし、実際に参加者の口から語られるのは、死そのものというより、死に至るまでに味わう身体的苦痛の恐怖であることが多い。

そこに、痛みに対する本能的恐ればかりではなく、医療に対する不信感がある点は見逃せない。いつ終わるとも知れない身体的苦痛を抱えながら、みずからの身体性といかに折り合いをつけていくか、どのように同調していくかという生き方の問い、ひいては生の意味につながっていく。

このようにがん患者の苦悩は、「自己意識と身体性／内的自然の非同調」と「自己と環境の非同調」が連動することで強まっていく。それぞれの苦悩に対して、グループワークの参加者はどのように不安を受け止め、生き方を模索していったのだろうか。

そこには「生の医学」から排除された患者自身の「死の医学」、すなわち、がんに直面するなかでリアルに捉えられつつある「一人称の死」とその恐怖にどのように関わっていくのかという問題が存在する。
これは生の意味、生き方への模索の作業なのである。

苦悩に抗う生き方から受け入れる生き方へ

不安定で、過度に緊張した自己意識を削る

本書で取り上げたグループワークの目標のひとつは、自己のあり方を逆三角形の状態から三角形の状態に転換することである（189頁の図参照）。その方策として、参加者は他のメンバーやコンダクターとして同席する私たちから、病の事実をありのままに受け入れるよう助言される。こうしてグループワークを重ねるごとに、各メンバーは必要な治療は続けながらも、がんを目の敵にするのではなく、その時々の流れに身を任せ、病と折り合い、共存していく試みを語り合うようになっていった。

また聞き取り調査をした11名の人たちも、家族や周囲の人たち、医療関係者、自助グループなどのサポートを得ながら、その人なりの生き方をつかんでいった。言い換えれば、病と折り合っていくうちに、今までの逆三角形の自己のあり方から、より自然で、その人らしい生き方への転換を果たしたのである。

身の丈にあった人生へ

病を、そして病を抱えた自分を受け入れるという課題は、やがて方向を変え、これまでの生き方を振り返り、修正する作業に変化していった。「もっと、もっと」と自分を駆り立てながらより多くを得ようとする人生から、病と共に歩んでいく人生への転換を模索するようになったのである。「今の自分は、もはや以前のような自分ではない」と自己の限界を知り、それをしみじみと受けられるようになるわけだが、これは「頭でっかちな自己」から「自然な自己」への転換を促すものといえよう。さらに言えば、自然ないのちの流れに身を委ねるという死生観にもつながっていく。

体と折り合う

グループワークのメンバー、そして一般にがん患者の多くは、病前は健康で体のことにあまり注意を払っていなかったようだ。つまり、体をかなりの程度酷使していてもなんとか乗り切ってこられたのである。

ところが、がんという病に直面して、事態は一変する。

まず、日々の体調や検査結果に一喜一憂するようになる。次に病を受け入れ、不安を受け止めながら、不安定な体といかに付き合っていくかを考えるようになる。体の訴えに素直に耳を傾けることを覚え、心地よい生活の仕方を探すようにもなる。これが、より心地よい生き方を求める姿勢につながっていくのである。

毎度の食事に気を配り、適度に運動して、日々の生活をていねいに、できるだけ楽しく送れるよう努めるなかで、おのずと自己意識と身体性、内的自然の関係が結び直され、再同調が起こってきたと言えよう。

関係の作り直し

がんという病は、これまで自明と見なしてきた人間関係に見直しを迫る。

参加者の多くが、病前の友人、隣人、知人との関係から一度退却し、病をきっかけとして出会った人々との間に関係を新しく作り直していった。そして今回の治療グループも、まさにそうした新しい関係を築いていく場としての意味をもっていた。

とくに入院・治療中に知り合った闘病仲間とのつながりは、最初からがんであることを隠す必要がなく、自然とつらさを共有できるため、患者にとっては大きな意味をもつ。また多くの場合、家族間の関係も結び直される。一時的に家族の葛藤が再燃することはあるものの、病を受け入れ、自己の限界を知ることによって、むしろこの種の葛藤は乗り越えられる場合が多いと言えよう。

病が教えてくれるもの

がんは苦痛に満ちた心身の経験である。体のつらさはいつ終わるとも知れず、社会的に孤立して、自己の実存もゆさぶられる。しかし一方では、病前の「もっと、もっと」とひた走るような生き方に警告を発し、その人らしい自然な生き方を教えてくれるものでもありうる。がんがもちうるこうした意味も、グループワークのなかで次第に認識され、共有されるようになってくる。

＊　＊　＊

ここに挙げた5つの要因が相互に作用して、従来型の「生の医学」では決して得られることのない病の経験が可能になるわけである。つまり病と病がもたらす死の恐怖をそのまま受け入れられるようになるのだ。と同時に、患者のなかで生きることの意味の転換が起こり、参加者それぞれの固有の死生観につながっていく。

死を、「三人称の死」ではなく「二人称の死」としてリアルに感じることが、「今を生きる」ことを重視し、その時々の心地よさを求める生き方を促すのである。

このことはEさんという中核的メンバーが亡くなり、彼女の死についてグループで話し合われたときの様子からも推測される。2章に詳しく紹介したように、参加者は穏やかな雰囲気のなかでEさんの死を悼み、思い出を語り、おのおのがあるがままに「二人称の死」を受け止めていった。

三人三様の生と死の事例は、それぞれがピーンと張りつめた逆三角形での自己のあり方でゆれながら、次第にその人なりの病の折り合い方を模索し、その流れのなかで死を迎えていったようにも思われた。

森田正馬の喪失体験と死生観

森田はその生涯において、少なくとも2つの「喪失」を経験している。その経験が、彼に生きることに対する深い自覚をもたらし、彼の治療論に骨格を与えた。

ひとつは、子供の頃から抱えていた神経症性障害であり、もうひとつは、彼が愛してやまなかった息子の死である。また愛息の死の前には、彼自身が死線をさまよう大病を経験している。一連の経験はそのまま彼の死生観となり、死に直面した際の「死に様」「生き様」となったのである。

ここでは、森田自身が経験した「二人称の死」と「一人称の死」を通じて、森田療法における死生観について考えていきたい。

死の恐怖と二人称の死

森田は9歳のとき、寺の地獄絵図を見て死の恐怖にさいなまれたという。以来、「死を恐れざること」が彼の人生のテーマとなった。

心身の不調へのとらわれ、パニック障害など思春期以降さまざまな不安、恐怖を抱えていた森田は、己のなかで膨らんでいく死の恐怖にとらわれ、長年にわたり苦しんできた。1898年に25歳で東京帝国大学医学部に入学したのも、その苦しみに解決策を見つけたいという思いからだったようだ。

大学入学後もあいかわらず、さまざまな身体症状が森田を悩ませた。内科で神経衰弱および脚気の診断をくだされ服薬をしていたが、捗々《はかばか》しくなかったようだ。

また、父親との葛藤も森田を悩ませた。

進級試験を前に悶々として勉強に身が入らず悩んでいたとき、父親からの学費の送金が遅れたことがあった。学費はすでに送られていたが、森田はそれを誤解し、積もり積もった父親に対する反感、憤懣《ふんまん》が爆発する。

森田は父親に対するあてつけとして、「面あてに死んでやろう」と開き直り、治療をいっさいやめてしまった。処方されていた薬の服用もやめてしまったらしい。そして目の前の課題であった試験勉強に打ち込んだ。

そのとき、森田は驚くべき体験をする。

彼を長年にわたり苦しめてきた神経衰弱や脚気の症状が軽くなり、試験の成績も上々だったのである。こうして、「恐怖に入り込むこと（恐怖突入）」と「必死必生の思い」が神経症的不安に大きな心理的変化をもたらすことを、森田はみずからの体験をもって知ったのである。つまり目の前の目的に入り込み、没頭する経験が、不安へのとらわれからの解放をもたらしたのである。不安を扱わないで、不安を扱うのである。これが森田療法のひとつの重要な治療的な視点である。

とはいえ、実際に森田が「死を恐れざること」から解放され、「死は恐れざるをえない」という自覚に達したのは中年期に入ってからであった。

いかにして「死は恐れざるをえない」という自覚が得られたかについて、森田は何も述べていない。おそらく、自身が抱えるさまざまな病の治療が挫折したり行き詰まったりしたこと、死に直面するような大病を経験したこと、そして最愛の息子を失ったことなどを通して、「死は恐れざるをえない」と自覚するに至ったのであろうと推測するほかない。

息子の死に関しては、森田自身による記録が残っている。森田は愛息の死という喪失体験（二人称の死）をどのようにして受け入れていったのであろうか。

1930年11月9日に、森田は第7回形外会で息子の死について語っている。形外会とは、1章で見たように、森田による入院治療を受けた人々が集い、互いの経験を語り、それに対して森田が解説するという形式の会合である。のちに外来患者や入院中の患者も加わり、森田の死の1年前まで続いた。

息子の死が同年の9月11日であったから、約2ヵ月が経過した時期であった。森田は56歳になっていた。弟子や患者からの要請を受け、森田は悲しみに任せて語り、泣いた。

死は当然悲しい。どうすることも出来ない。絶対であって比較はない。繰り言をいうほど悲しみは深くなる。（中略）最も忌むことは、思想の矛盾、悪知と称して、我々の行為を一定の型にはめる事である。[11]

その後も森田は追悼の記を書き続けた。彼は記録魔であった。息子が生まれたときからの発達の記録、病気の記録、残された手紙などから息子の人生を綿密にたどっていったのである。この作業は約1年にわたり続けられ、まとめられたものは「神経質」誌に発表された。

森田は、息子の記録をさかのぼるという作業を通して喪失を事実として認め、受け入れようとしたのである。

息子の死にともなう悲しみは、自然であり、どうしようもないものであると彼は言う。むしろ、それをあれこれと操作すること（思想の矛盾）を諦めれば、本来の生き方が見えてくるというのである。

森田自身が示したように、苦悩に満ちた喪失をありのままに受け入れるという困難な作業を成し遂げるには、みずからを語る（あるいは書く）という行為と、それを受け止めてくれる共感的な聞き手（読み手）の存在を必要とする。

これが森田にとっての、跡継ぎとも頼んだ分身とも言える息子の死（二人称の死）の経験であった。やがて、この「二人称の死」という喪失の事実を受け入れるという喪の作業が、森田に人生に対する深い洞察と生きる欲望を自覚させる。

息子の死から約1年後の形外会で森田は次のように述べている（第12回形外会[12]）。

赤面恐怖でいえば、人に笑われるのがいや、負けたくない、偉くなりたい、とかいうのは、みな我々の純なる心である。理論以上のもので、自分でこれをどうする事もできない。私自身についていえば、私はこれを否定する事も圧服する事もできない。私はこれをひっくるめて、『欲望はこれをあきらめる事はできぬ』と申して置きます。これで、私はこの事と『死は恐れざるを得ず』との二つの公式が、私の自覚から得た動かすべからざる事実であります。

苦悩は苦悩のままに、悲しみは悲しみのままにして、あるがままに受け入れること、感じ取っていくことが、生きる欲望を深いレベルで自覚させる。さらに、その自覚が喪失体験や苦悩の受け入れを可能にするのである。これが喪失と生成、究極的には死と生のダイナミズムであり、「あるがままの経験」である。

死があるからこそ、私たちは生に意味を与えることができるのである。

森田正馬の死生観

森田は最愛の息子を亡くしてからわずか5年後の1935年に、妻・久亥《ひさい》を亡くしている。自宅で患者の治療にあたっていた森田にとっては片腕とも言うべき存在だった。さらに1938年1月19日には実母が亡くなる。みずからの死の3ヵ月前の出来事だった。このときすでに病床にあった森田は、母の死をひたすら悲しみ、泣き明かしたという。そして母の後を追うように同年4月12日、享年64歳でこの世を去った。

死に臨んだ森田は、ある時当直医に「随筆を書くときの材料になるだろうから自分のいうことを筆記しなさい」と伝え、「一人称の死」を迎えるにあたっての体験を筆記させた。[13]

僕は生まれるときと同じ心持ちで死ぬる。その事実をみてごらんなさい。僕は自由自在に泣きもし、怒りもする（中略）偉人や天才や高僧の死の場合、いかに苦悩と虚偽にみちていることか。凡人の死は随分気楽なものだ。

今夜はもう駄目だから、明日の朝は危ないと毎日毎日ビクビクしていた。その間、熱がさがったからと言っては、みんなにご祝儀を下され、みんな揃って，お目出とうございますと言わせて自らを慰さめて居られた。それが夜になると、今夜は危ない。心細いなと哭《な》かれるのであった。

苦は苦のままにして、それになりきる。体調がよければ、楽としてありのままに喜ぶ。「ありのまま」を実践する森田の姿が見えてくる。

また、あるときは手伝いの人に対して次のような言葉を口にしている。[14]

人間は生まれた時は、おぎゃあおぎゃあと泣き、あーんと言って泣くよ。今日の僕でわかったでしょう。あれだけ思いきって泣けるものはないよ。

いくらあるがままといったって、僕ぐらいあけっぱなしに泣けるものはないよ。

「一人称の死」を前にした森田の態度は、すでに彼が経験していた「二人称の死」に対するものと極めて類似している点に注目すべきであろう。

彼は息子、妻、母の死をありのままに悲しみ、苦しみそのものになりきっていた。そこからやがて、その時々をみずからの素直な生きる力（生きる欲望）にのって生きるという方法をつかんでいったのである。この姿勢は死の直前の森田のありようそのものと言えよう。

最晩年の森田の死生観は、森田療法において鍵となる概念「あるがまま」を体現するものであり、彼はまさにあるがままに生き、そして死んでいったのである。

そのものになりきること、その連続性

生きることは、生命現象と密接に関係している。生きることは、喪失と生成のプロセスであり、変化そのものなのである。森田は言う（第18回形外会）。

仏教で、涅槃《ねはん》の事を死と解し、また同時に、生の完成・終結という風にも考えられるが、つまり困難と成功、苦痛と安楽、生と死とかいうものは同一の事柄の両面観であり、時間的にいえば、一つの過程すなわちプロセスであります。（中略）苦と楽、生と死とかいうものは、人生のおける絶えざる変化であり、創造的進化であり、「日に新たに、また日々に新たなり」であろうと思います。

また森田は、わが身の不運を嘆き、運命を呪うような受動的な生き方ではなく、みずから運命を切り開いていく生き方を説く（第25回形外会）。

運命は堪え忍ぶにおよばぬ。（中略）我々はただ運命を切り開いていくべきである。正岡子規は、肺結核と脊椎カリエスで、長い年数、仰臥《ぎょうが》のままであった。そして運命に耐え忍ばずに、貧乏と苦痛とに泣いた。苦痛の激しい時は、泣き叫びながら、それでも、歌や俳句や、随筆を書かずにはいられなかった。（中略）子規は不幸のどん底にありながら、運命を堪え忍ばずに、実に運命を切り開いていったという事は、できないであろうか。これが安心立命であるまいか。

「死を内包した生」を生きるとは、死を取り除こうと汲々とするのでなく、死の恐怖や苦痛になりきることであり、死から照り返される形で自覚される生の欲望になりきることなのである。まさに「現在になりきる」姿勢であり、そうしたあり方に近づこうと努力することが生きる喜びとなるのである。

森田の死に方は、人によっては眉をひそめるかもしれない。いわゆる森田自身が述べているように、悟った形での立派な死ではない。ありのままに自分の弱さもさらけ出した死に方である。そこではそれまでの森田の生き方と連動し、森田らしく生き、そして死んでいったのである。ここに生と死の連続性を私たちは見ることができる。

また本書で述べた三者三様の死についても、同じようなことが言えよう。今までの生き方と病との関わり、そこでのゆれなど、死にゆくプロセスは連続し、連動し、そしてその人らしい死に方へと向かっていく。

ここでもその人たちの生のあり方と死の迎え方は、そのまま重なっていくように思われた。私たちの生と死はその人固有のもので、それ自体になんら優劣の価値はなく、その人の別個の実存が、そのまま生と死のプロセスであらわれてくる。

そのような固有な生き方、死に方への理解と、それをありのままに受け入れていることが、このプロセスできわめて重要なことであろう。三人三様の死はそのようなことを物語っている。

これからの医療

医療は生老病死をコントロールしうるのであろうか。あるいはコントロールしようとしたとき、どのような事態が生じるのだろうか。すでに述べた通り、原始仏教が教えるように、医療によるコントロールのみでは、私たちの苦悩を強め、私たちを追いつめるだけであろう。

現代の医療が体現している「生の医学」は「死の医学」を統合できずにいる。そして「生の医学」から排除された人は「がん難民」「難病難民」として苦悩の極に立たされている。ここに「生の医学」と「死の医学」を統合する時代の要請がある。

さらに言えば、「死の医学」に死生観は欠かすことができない。現代の医療において、死生観をもつことは病の当事者のみならず、医療従事者にも必須であると言えよう。

言うまでもなく、死生観は宗教と密接に関係しており、それによって形づくられている。他方では精神療法、なかでも実存的な精神療法の果たす役割は大きい。その意味で、東洋で生まれた実存的な体験療法である森田療法は、今後医療において「生の医学」と「死の医学」が統合されてゆく際に不可欠な視点を提供することになるであろう。

2つの事例

一般にがん患者は、高頻度に不安・抑うつ状態を呈することが知られている。そして、とくに不安反応を引き起こしやすい心理的・精神医学的危険因子として、身近な人をがんで亡くした経験や、神経症性障害（不安障害）の既往が挙げられる。がんの罹患体験は、神経症性障害を悪化させるものとして考えられているわけである。

神経症性障害の患者はしばしば死の恐怖に苦しみ、がんの罹患はそのような恐怖を強めるものと予想される。しかしその実際については、実のところそれほど知られていない。ここでは、神経症性障害の患者ががんに罹患したときに、どのような経験がもたらされるのか、それが神経症性障害の回復にどのような影響を与えるのかについて検討する。

これから示す2つの事例は、いずれも乳がんに罹患した中高年女性のものである。2人とも神経症性障害に悩んでおり、がん体験を通して、それぞれ異なる形でその障害を乗り越えていった。

事例1は、がん体験が神経症性障害の「回復を促進した」と言える例である。患者のAさんは思春期に一過性の社会恐怖を経験したのち、30代に乳がんを体験、一時的に強迫的な生き方をゆるめたが、40代初めに再燃した。その後森田療法を通じて、自己の限界の再認識し受け入れるように促すと、治療開始から1年でAさんの神経症性障害は終息した。

事例2は、がん体験が神経症性障害を「終息させた」と言える例である。患者のBさんは思春期に一過性の社会恐怖を経験し、30代後半で同様の社会恐怖が再燃した。50代後半で症状は改善したものの神経症的傾向は残存し、60代前半にがんに罹患したことを機に、その事実を受け入れたとき、神経症性障害は終息した。

病の体験は一般的にネガティブなもの、人生の喪失体験として認識されているが、ここで紹介する2つの事例からも見てとれるように、病の体験を事実として受け入れたとき、人はそれまでの生き方を新しい方向へと転換しうる。さらに言えば、がん体験は、神経症性障害の回復を促進し、患者を成長させ、その人の洞察を深化させる可能性がある。ここに病の経験の両義性があると言えよう。このような理解は、苦悩を引き起こすものとしての病という視点のみならず、がんの経験の利点を発見する、あるいは病がもたらす成長に注目する視点を提供する。

しかしそのような成長は偶然もたらされるものでなく、病をどのように経験し、受け入れ、そこから固有の生き方を見いだせるか、ということと深く関係している。それは森田療法が目指す回復のプロセスと、ほぼ通底するものである。森田療法のがん患者への精神療法、とくにスピリチュアルケアの可能性を見いだすことができるのは、まさしくその点においてなのである。

これからその2つの事例を見ていくが、文中の発言については、彼女たちの語りをそのまま載録していることをお断りしておく。

◆事例1　がん体験が神経症性障害の回復を準備した例

Aさん（女性・45歳）神経症性障害・社会恐怖

治療開始時、Aさんは45歳だった。ある年の3月、Aさんは切迫した様子で電話をかけてきた。「近く、大勢の人の前でプレゼンテーションをしなくてはならない。そのためにとても追いつめられている、このことで相談したい」という。

医療関係の専門職に就いて20年以上経っており、人前でプレゼンテーションをしたり、参加者に対して教育を行ったりする立場にあるAさん。ある会合で書記を頼まれ、立場上どうしても断れず引き受けてしまった。そして会合の1年間の活動報告を大勢の前でしなくてはならなくなったという。その予期不安からパニック状態となり、援助を求めたのである。このことが直接の受診動機であるが、会合出席は出張のため取りやめとなった。しかしこの機会に長年悩んでいた問題を解決しようと、治療の決意をしたとAさんは語った。遠方だったが一度直接面接し、その後は電話と日記による外来森田療法を行うことになった。

切迫した電話から1ヵ月後の4月に初回面接。Aさんは自身の悩みを「人前で声が震える。また人前で何かしようとすると手が震え、相手にどう思われるかが気になって仕方がない」と語っている。

Aさんは16、17歳のときに一過性に人前で声が震えたという社会恐怖を体験していたが、その後はとくに支障なく進学、就職を果たし、社会人として生活を続けていた。36歳のときに乳がんと診断され手術を受け、42歳で思春期に経験した社会恐怖が再燃した。

治療者の質問に答える形で彼女の悩みの構造が明らかになっていった。

もともとAさんは思春期から完全主義的で「かくあるべし」と自分を縛る傾向があったようだ。そして「人に取り乱したところを見られたくない。人前で完全な自分を演じていたい。しかしそれが本当の自分でないからつらい」と訴える。自身の神経症性障害の治療に役に立てばと、2、3年前から自分で森田療法の勉強をしているという。「完璧でいなければ」と人前で極度に緊張する症状は、とくに職場の同僚の前で強く感じる。

Aさんは両親を同じくする5人きょうだいの4番目として生まれた。小さい頃から良い子でがんばり屋だったが、両親が年をとってからの子供だったので甘やかされて育った。成績は上位で、子供の頃は人前でしゃべるのがむしろ好きなほうだったが、高校の国語の授業でクラスメイトを前に音読する機会があり、そのときに声が震えてしまい自分でもどうしていいかわからなくなった。その後も人前でしゃべることに恐怖を感じたが、何とか克服しようとがんばり、一時的には症状は気にならなくなった。

高校卒業後は親元を離れ、医療関係の専門学校に入学、卒業後は現在まで専門職に就き、活発に仕事を続けてきた。母親の病気を機に郷里に帰り、職の内容は変わったが仕事は続けた。その後、両親とも亡くなっている。

Aさんは向上心が強く、努力家で、常に何かをしていないと落ち着かない「休めない人」である。36歳で経験した乳がんの診断は、彼女にとって人生で初めての衝撃的な出来事だった。幸い手術は成功し、転移はなかったが、かなり長い間心身の不調が続いた。今まで「自分は何でもできる」と思っていたが、万能ではないことに気づき、その限界を意識するようになった。そして「自分ですべてを完全に」と考えていたところを、人に頼めるようになったという。

こうして数年は元気に仕事に励むことができたが、2年前から実家のある街を離れ、単身赴任で仕事をするようになると、ふたたび「自分ですべてを完全に」という強迫的な生き方に戻ってしまい、「人前で声が震える。また人前で何かしようとすると手が震え、相手にどう思われるかが気になって仕方がない」という冒頭で述べた症状があらわれるようになった。

治療のなかでAさんは、「あまりに完全に生きようとしましたね」との治療者の指摘にうなずいた。「ゆっくりと、そして自然に体や感情を感じていく練習をしましょう。感情を抱え込み、何が起こるか、見てみましょう」と伝えたのち、最初の3ヵ月は月2回電話による面接と日記療法を行うことが決まった。

次の面接でAさんは「疲れている自分、そしてやはり予期不安の強い自分に気づいた」と述べている。それに対して治療者は「そのまま体で感じていくこと、不安を抱え込んでいくこと、そしてその時々でできることをするしかない、と開き直ること」と伝えた。また同じ回で、Aさんは週末を初めて何もせずにのんびりと過ごし、「これでいいのだ」と思えたとも語った。それまでの強迫的な生き方と比べると大きな変化である。

面接を重ねるごとにAさんは「今までの価値観を見直している」と口にし、「かくあるべし」と自分自身を縛っていた自分に気づくようになった。治療開始から第4回目の面接では、他者の評価を気にして自分に完璧を求める傾向に対する自覚が生まれてきた。

Aさんの治療では、治療開始から3ヵ月目の第6回目の面接がターニングポイントとなった。「自分なりに手を抜いてみた」「人の思惑を放っておいてみた」「その場で起こったことは仕方がないと受け入れた」といった言葉がAさんの口から語られ、自分の弱さを認め、引き受けるしかないこと、そこから自分としての生き方を求めていくことなどが話し合われた。同僚との関係においても徐々に仕事を任せられるようになってきたという。また「物が捨てられるようになりました」とも笑いながら語っていた。

第7回目以降の面接では、生き方をめぐって話し合った。自分を縛っていた自分の存在に気づくことで「かくあるべし」という姿勢がゆるんでくると、自分に限界があることを受け入れ、人から学べるようになってきた。「こうしたい」という自然な気持ちにしたがって生き方を工夫できるようにもなった。また他者に対しても「自分にはここまでしかわかりません」と弱さを見せられるようになった。実際に「知人からつらい家族の話を聞いて、一緒に泣いてしまった。今まで人前で泣くことなどなかった」という体験を語り、それに対して私は「共感する能力が育ってきましたね」と伝えた。

さらに治療開始から9ヵ月後の第11回目の面接では、「人と生きるという感じがわかってきた。以前の自分から考えれば、大きな変化だと思う」と述べている。つまり他者と情緒的な深い関わりができるようになったのである。

この後も変化の確認と明確化のため数回の面接を続けたが、最終的に治療開始から1年が経過した第14回をもって面接は終了した。乳がんの体験が彼女のなかで神経症性障害からの回復を準備したため、このような短期で深い自覚や洞察が可能となり、症状が終息したものと考えられる。

◆事例2　がん体験が神経症性障害を終息させた例

Bさん（女性・65歳）生活の発見会会員。神経症性障害、社会恐怖（書痙《しょけい》）

Bさんは5人きょうだいの3番目として生まれ、実家の事情で5歳から10歳まで祖父母のところに預けられていた。10歳でふたたび両親や兄弟と共に暮らすようになったが、厳しい父母（とくに父親）と兄弟の折り合いが悪く、つらい思いをしたという。当時、一過性のじん麻疹と失声症があらわれたが、いつとはなしに治っていったそうである。

高校2年生（16歳）のときから人前で声が震える、字を書くときに手が震えるといった症状があらわれるようになり、高校卒業後に就職すると、職場での評価が気になって、同僚を苦手に感じ個人的な付き合いができない状態が続いたという。しかし、24歳で結婚し、2人の子供をもうけると、育児などをしているうちに高校生以来の社会恐怖は30代前半まで軽快した。

Bさんのなかで対人恐怖症が再燃したのは38歳のときだった。

長女の学校の保護者たちに対して強い劣等感を抱いたのが、その始まりだった。Bさんはそれについて一人で悩み、誰にも知られたくないと隠していた。

45歳のときから以後14年間、夫が単身赴任になると、悩みはさらに深く強くなっていく。冠婚葬祭、親戚との付き合い、子供たちの学校関係の行事など、すべて夫に代わりBさんがやらなくてはならなくなったことが、その直接の原因だったようだ。当然、人前で話したり書いたりする必要が出てくる。

当時の状況をBさんは次のように振り返る。

「(子供が) みんな、学校に行ったりして一人になると、もう家事は全部放棄して、書くことに一日時間を費やしていました。座って書いたり、中腰になって書いたり、立って書いたり、手で持って書いたり (中略) あの頃は銀行に行くにも、すべて伝票に書かなければならなかったのです」

Bさんは自身が抱える問題を誰にも知られたくなかった。「そういう症状があるのは、ちょっと人格障害じゃないかとか (中略) 精神的におかしいのではないかとか、だから誰にも知られないで治したい。何とか治したい。(中略) お医者さんにも行かれないという状態だったのです。子供にも知られないように、夫にももちろん知られない、親兄弟にも知ってほしくないということで、ただ自分一人で悩んでいました」と、治療のなかで当時の気持ちを口にしていた。

やがて47歳のときに新聞で「生活の発見会」のことを知り、半年ほど躊躇した後に入会している。

入会にあたり、受付の人に優しく対応してもらい、震えずに個人票に名前が書けたことで気持ちがすっかり明るくなり、発見会の指導者の先生の個人面談では自分の生い立ちや苦悩を語ったという。その後も集談会や学習会に出席していたが、一直線に回復していったわけではなかった。

生活の発見会では、父親との確執から男性が「イヤ」ということで女性のみの集談会に入っていた。そこで初めて、人前で字を書こうとすると手が震える「書痙」の症状について話し、会の先輩から「皆そうなのよ、あなただけじゃないわよ」とサポートを受け、「話を聞いてもらった、よいところに来た」と感銘を受けた。

しかし、直後に自分の一番イヤなところを人に話してしまったと後悔の念に駆られる。それでも他のメンバーに誘われ引き続き集談会に出席し、同じ悩みをもつ人を見つけていく。その過程でBさん自身、「同じ症状の方がこんなにたくさんいるのか、ひどい方が何人もいらっしゃるとうかがって」と一定の安心感を得られるようになったという。

やがて、会の先輩からBさんも告白してはどうかと勧められるようになった。「どうしても書けなければ、私はこういう者ですと、それを出せばいい（「他のメンバーに正直に話せばいい」の意）。私は震える癖があってどうしても書けないからお願いしますということを口頭で言いなさい」と先輩から促されたものの、それはBさんにはどうしてもできないことだった。

「私は、震えることとか、吃音《きつおん》をすることとかを人に見られたり、聞かれたりすることはもう、絶対イヤだったのです」と彼女は強い口調で話していた。その一方で「格好つけても仕方がない」と考えるようにもなっていた。

当時、入会からある程度の年月が経ち幹事や役員を引き受けざるをえなくなっていたが、イヤイヤやっていたという。また同じ頃に子供たちの結婚、子供の病気、娘の出産（帝王切開）、孫の育児が続き、夫に代わって対外的な付き合いをこなしながら、夢中で家族の世話を引き受けるという経験をしていた。つまり、生きる上で避けようのない危機に遭遇し、それに取り組んでいったわけである。

こうして歳月が過ぎてゆき、56歳のときに人前で手の震えていない自分に気づく。

Bさんが「人の評価を気にする自分」「消極的な生き方をする自分」を深く自覚するようになったのは、その頃からだった。しかし、依然として問題は未解決の状態にあった。それは、「発見会に入って森田理論をきちんと、計画を立てて、ずっとこう、勉強をしてきたっていう自信はないのです」という彼女自身の言葉にもあらわれていた。

書痙の症状は軽快したが、その心の奥底に、どうしても他者と自分を比較し、強い劣等感を抱き、他者に恐怖を感じてしまう自分が存在していた。それは次のような場面であらわとなるのだった。

「(会で発言しようとすると) 適当な言葉が見つからない、もっと自分で感じたことを言えばいいのですけれど、そうじゃなくて (中略) こういうふうに話したほうがいいのかなとか、とてもいい話し方をしている人の話を引用したり、自分の意見があるのだけども」と、会の在籍期間が長くなるにつれ、発言を求められている自分の存在を意識するようになり、かえって意見が言えなくなってしまったようだ。「何もしゃべれないということで、逆に雰囲気を壊しちゃって」と気に病んでいる様子だった。

実際には、発言はできなくとも、いろいろと行動することで会における自分の役割を果たしてはいたのだが、その時々の雰囲気や「えらいと思われる人 (権威)」に迎合する自分が「イヤだった」と語る。

乳がんの告知を受けたのは63歳のときだった。

それまでのBさんであれば、がんという人生の危機に直面すれば家族をはじめ周囲に頼ろうとしていたであろうが、実際には夫にさえ頼らず、すべてを自分で決めて手術を受けることにした。これまでの人生で最大の危機に際して、事実から逃げ出さずに自分から主体的に取り組めた初めての経験であった。

Bさん自身は当時のことを次のように話している。

「今までの私でしたら、（がんの告知をした担当医の話を）聞かないですね、おそらく。怖いものには蓋をして逃げるという性格でしたから、イヤなものは聞かないでなんとなくやり過ごしちゃう。そうじゃなくて、そのときに思ったのはきちんとした話を聞いて、実際真実がわかると怖くないのですよね。かえってあの、落ち着くのですね」

見たくないものから逃げ続けていた今までの自分から脱し、事実と向き合う（真実を知る）ほうが、かえって気持ちが落ち着くことにBさんは気づいたのである。

「長く出席していたことで、結果的には知らないうちに私のなかに、森田理論ですか、そういうものが根付いていたのだなあ。その時初めて、ああ、やっていてよかった。なんかそこで一八〇度まではいかないけれど自分をずいぶん変えられたなあ。それをとっても実感しました」という彼女の言葉にあらわれているように、人生で初めてのがん体験は、Bさんにコペルニクス的転換をもたらしたのだった。

がんに罹患する前は、長期にわたり森田理論を学びながらも、それが実際に身についていると今ひとつ実感できずにいたBさんだったが、がんという病の経験に直面したことで、森田理論が自分の血となり肉となっていたことに気づいたのである。

つまり、存在の危機に取り組むことによって、森田理論の深化が得られたわけである。生活の発見会に入会して以降、行動面では積極的になり、家族をはじめ他者の世話をしているときは症状が出なくなってはいたが、これほど大きな内的変化は見られなかった。

Bさんは、病の経験のなかで起きた自身の内面の変化を次のように言葉にしている。

「私は自分のやるべきことはもう終わったというふうな感じでした。子供は育て上げた。後は夫がいるだけですから、自分の責任はもう果たしたと。これからは（中略）もう60過ぎればいいいじゃないという、開き直りもありました」

長年、なかなか素直に受け入れられずにいた「今までの自分の生き方」を肯定し、「いいじゃないか」と開き直ることで、それまでとは異なる認識に達したのである。

「私はもう、これ以上でもないし、これ以下でもない。今までは人の目を通して自分をある程度ハードルの高いところにもっていって、そこまで行かない私がとても悔しくて情けないというふうに思っていましたよね」

こうしてBさんは自分の限界を知り、他者と比較することから自由になると同時に、等身大の自分を受け入れられるようになったのである。そして、生活の発見会に入ってから17年目の63歳のとき、ようやく神経症性障害は終息したのだった。

回復のプロセスとスピリチュアルケア

悪循環から固有の生へ

ここまで、神経症性障害で悩んでいた2人の中年の女性が、がんという病をどのように体験したかを検討し、2つのパターンを見いだした。

事例1は、がん体験が神経症性障害の回復を準備、促進した例で、36歳での乳がんの経験が強迫的な生き方への内省をもたらし、それによって、自己の限界を知り、「かくあるべし」と自分を縛っていた生き方をゆるめることにつながった。しかしその後、再び強迫的な生き方に戻っていき、42歳で社会恐怖が再燃。治療を通して、自己の強迫的な生き方に気づき、自らの弱さ、限界を認識し、受け入れていった。そして、他者との比較から抜けることで「ありのままの自分」を受け入れることができた。

死を直接的に意識させるがんという病は、人生観をゆさぶる強烈な体験になりうる。彼女は、その後の長い心身の不調から自己の限界を知り、自らの生き方をある程度内省することができた。外来森田療法による治療を受け、これほど短期で、深い自覚と洞察に至ったのは、あきらかにこの経験と関係している。つまり、がんの体験から人生を回復するプロセスと森田療法で目指す回復のプロセスは、そのまま重なっていくことを、この事例は示唆しているのである。

事例2は、がん体験が神経症性障害を終息させた例である。患者の女性は、思春期に経験した社会恐怖が38歳で再燃。長女の学校の保護者会などで他の母親と関わりをもったことがきっかけであった。45歳のときには、夫が単身赴任となり社会的な役割を担うことを要請された。47歳で生活の発見会に入会。必死で母親、夫の代理、発見会役員としての役割をこなしていくうちに、症状レベルでの悩みはなくなる。しかし依然として神経症的傾向は残存しており、自己の劣等感ゆえに人の評価を気にして、自分の弱点をそのまま受け入れること（自己の限界を知ること）が困難であった。そのために主体的な生き方ができていなかった。

がんに罹患し、その事実をありのままに見つめ、それを背負おうとしたとき、「私はもう、これ以上でもないし、これ以下でもない」「今までは人の目を通して自分をある程度ハードルの高いところにもっていって、そこまで行かない私がとても悔しくて情けないというふうに思っていましたよね」という深いレベルでの自覚に達したのである。すなわち自分の限界を知り、他者との比較から抜けたときに、自分自身を受け入れることが可能となり、神経症性障害が最終的に終息したのである。

私たちは苦悩の体験に直面すると、それにとらわれ、それを何とかしようと悪戦苦闘する（悪循環過程）。やがてその努力は袋小路に追い込まれ（行き詰まり）、次第に苦悩を事実としてそのまま認め、受け入れるようになる（諦め）。つまり自己の存在の有限性、限界を知り、それを受け止めるようになるのである。そして人は、そこから初めて固有の生を生きることができるようになる（固有の生）。

この「悪循環過程」「行き詰まり」「諦め」「固有の生」のプロセスは、繰り返されながらせん形に進行していく。

「悲痛の経験」や「喪失の事実」を苦悩のどん底でそのままに認めること、「仕方がない」と受け入れることから、もうひとつの生のあり方が見えてくるわけだが、これは「喪失と生成のダイナミズム」としても理解できる。

人は、生老病死にまつわる苦悩、恐怖や喪失などの体験を事実として認め、諦めることから、生きる欲望を自覚することができる。喪失を受け入れることが新たな生成を準備し、固有の生の営みが可能となるのである。

ここで挙げた2つの事例は、神経症性障害とがんという二重の苦悩を背負った人たちのものである。これまで、がん体験は神経症性障害を悪化させると考えられてきたが、AさんとBさんの症例に見られるように、実際には悪化と結びつくことはなかった。むしろ、ここまで検討してきたように、がんが神経症性障害の回復を準備し、終息させたのである。そして2人が神経症性障害とがんという二重の苦悩から回復できたのは、彼女たちが森田療法を学び、それをみずからの生きる知恵として深化していったからである。ここにがん患者の苦悩に対して森田療法がもちうる可能性が見てとれる。

がんという病の意味と森田療法

がんという病が、AさんとBさんに人生の意味づけに変更をもたらしたことは言うまでもないだろう。がんが不治の病であった時代も、そしてかなりの程度治療が可能になった現代においても、がんという病自体がその隠喩として「その事件・状況が手の施しようもないほど徹底的に悪いものであると決めつけるに近い(1)」使われ方をされてきた。

つまり、がん患者は「徹底的に悪いもの」の出現によって自分の存在が震撼《しんかん》されるのみならず、自分の生活や人生の予定までも変更を余儀なくされる。

しかし、その意味は必ずしもネガティブなものだけではない。

AさんとBさんが体験したように病を事実として受け入れ、みずからの人生の一部として引き受けたとき、そのプロセス自体が人生の進展に本質的な役割を果たすのである。

とはいえ、これがきわめて困難な作業であることを臨床家はよく知っている。

突如として訪れた危機を前に、人生に新たな意味を見いだし、主体的に自己を変容させるには次の2つが必要となってくる。

ひとつは、語ることを通して事実を知り、受け入れる過程である。

「語ること」の効果はもっと強調されてよいと私たちは考えている。語ることには、本書で紹介したようなグループワークの他に、日記や手記を書くことも含まれるが、内面を言葉にするという行為には、私たちを癒し、治す力がある。

これは、がん患者が自身の体験や病を通じて学んだ事柄を広く社会の人に話すことが重要であるとする伊丹仁朗の指摘にも通じる(2)。森田療法における日記療法も、このようなコンテクストから理解されるべきであろう。

もうひとつは、語りの受け手としての自助グループのメンバーや治療者の存在である。森田療法と、それに基づく「生活の発見会」や「生きがい療法実践会」といったさまざまな自助活動は、語りの受け手の存在を準備・援助していく精神療法であると考えられる。

スピリチュアルケアとしての森田療法

近年、がん患者のスピリチュアリティの重要性が指摘され、それに基づいた実存的アプローチ、スピリチュアルケアが、精神療法的アプローチとして注目を浴びている[3]。スピリチュアリティとは一般に「精神性」を意味し、人生観、生きる意味や目的、信念あるいは役割を指すとともに、超越した存在（神や高次の超越的な力）との関わりを示すものである。

そしてスピリチュアルケアとは、死や病によって崩壊しつつある自己そのもの、とりわけその人の精神性（スピリチュアリティ）を支えるものと理解される。

精神科医で、死生学の研究者でもある平山正実《ひらやままさみ》は、患者が普段日常性のなかに埋没している「真の自己」を発見し、「本来的自己」を回復することを助けるものとした[4]。つまりスピリチュアルケアとは何かという命題は、死や病によって危機に陥っている自己に自己がどう関わるのかを問う新福尚武《しんふくなおたけ》の指摘とその軌を一にする[5]。

そして先に挙げた「悪循環過程」「行き詰まり」「諦め」「固有の生」の回復プロセスは、平山の言う「本来的自己」の回復と重なる。

死や病に直面すると、私たちは「どん底」を体験するが、このどん底体験が、世の中の事象や自己の苦悩は「自分の欲するがままにならないもの」であるという自覚をもたらす。やがて、さまざまな苦悩を自分で引き受けるしかないという事実を、情緒的レベルで深く認識できるようになると同時に、少なからぬ人々は自己の存在を神や自然といった超越的な他者に委ねるようになる。

自己の力では解決できない事態があるという無力の体験とその認識が、逆に生きる欲望を自覚させ、そこから回復の物語が始まるのである。

この悲痛の経験、喪失の事実を「どん底」でそのままに認めること、「仕方がないこと」と受け入れることから、もうひとつの生のあり方が見えてくる。「死は恐れざるを得ない」と森田がその恐怖を受け入れたとき、欲望を諦めることができない、という事実に気づくのである。これは、がん患者のスピリチュアルケアのプロセスとほぼ類似している。

さらに強調されるべき点は、森田療法において、喪失を事実として受け入れるプロセスがその人の固有の生を引き出すというダイナミズム（喪失と生成のダイナミズム）をすでに内包していることであり、その理解と実践こそ、がん患者の精神療法におおいに寄与するものと考えられる。森田療法のこうした性格は、同療法が広く人間の生老病死に有効な精神療法でありえることを示している。

さらに一点、ここで押さえておきたいポイントがある。

それは、がん患者のスピリチュアルケアやホリスティック医療における治療者の死生観である。治療者側がどのような死生観をもって患者と対峙するかは、患者と実りある対話を続け、みずからが治療の過程で燃え尽きてしまわないために非常に重要と言える。

ホリスティック医療の視点から帯津良一は、死とは、おおいなる生命の流れのなかのひとつの通過点であり、老子の無為自然、あるがままと理解する。(6) これは森田が自著のなかで述べている「涅槃《ねはん》の事を死と解し、また同時に、生の完成・終結という風にも考えられるが、つまり困難と成功、苦痛と安楽、生と死とかいうものは同一の事柄の両面観であり、時間的にいえば、一つの過程すなわちプロセスであります」「苦と楽、死と生とかいうものは、人生における絶えざる変化であり、創造的進化であり、『日に新たに、また日々に新たに』であろうと思います」(7)（第18回形外会）という生と死の理解、つまり死生観に通じていると言えよう。またこのような死生観が2章で述べた、がん患者のグループワークでの助言のバックボーンをなしている。

おわりに

がん患者に対して森田療法に基づくグループワークが始まったのはおおよそ10年前である。この10年間に、がんは慢性疾患として認識されるようになった。日本では国民の2人に1人ががんに罹患する時代となり、その治療も医療の細分化・高度化にともない遺伝子診断から分子標的治療薬まで様々な形を通してオーダーメイドで行われるようになってきている。とはいえ、依然として「化学療法（抗がん剤）」「放射線療法」「手術療法」の3大療法が、がん治療の中心であることに変わりはない。

患者はがんと診断されてからたいていの場合、初期治療としてこの3大療法に取り組むことになり、この時期には患者と治療者は同じ方向を向いている。つまり、「治癒」を目指して二人三脚で歩んでいる。ところが、病態が良好にコントロールされ寛解になってくると、その関係に変化が生じる。そして、この関係性の変化が生じやすいのが、ちょうど本書で取り上げた「中間期」といえる。

患者にとって「がん」は、まさに自分の人生そのものである。対して、治療者にとって「がん」

は治療の対象であり、その視線は目の前の「人」ではなく「疾患」に向きがちとなる。

どんながんでも完治する保証がない以上、がん患者は常に再発や転移の不安を抱えている。中間期からさらに病状が進行して、もはや3大療法が適用できなくなると、患者は治療者（医師）から「もう治療法はありません」と告げられる。その場合、患者はどこに自分の「命」のケアを託してよいものか途方に暮れ、情報が錯綜するなかで「がん難民」となってしまう。再発や転移の不安に加えて、死の恐怖が患者にのしかかり、そのうえ居場所がなくなる。がん患者は非常につらい状況に追い込まれてしまう。

このように、現状のがん治療には様々な面で限界が見られる。

私が森田療法に基づくグループワークに取り組むようになったのも、がんと共に生きざるをえない中間期の患者が常に抱いている不安や苦悩、死に対する恐怖を少しでも軽減できないかと考えてのことであった。

森田療法は、人の生老病死にまつわる苦悩をありのままに引き受けること、そしてみずからの「生の欲望」を発揮することを目指す治療である。

それは、その人の生き方への問いであり、自己の探求であるといえる。

「死」を考えざるをえないがんという病を経験することにより、患者はこれまで自問することのなかった生き方について考えるようになる。がんを契機として始まる「問い」に対して、どのような「答え」を見出していくか。それこそ森田療法に基づくグループワークが提供しうるものではないかと、私たちは考えた。

中間期のがん患者は、「自分の病は治らないのではないか」「自分の病は人から理解されないのではないか」といった感情を抱いて、孤独感を味わう場合がよくある。こうした感情の対処法として、森田療法の創始者である森田正馬は、「この感情を打破する方法は何であるか、極めて簡単である。定めなき人生にあるがままに服従するという事である。人は病の器であるということを了解するにある」（『森田正馬全集　第1巻』４８５頁）と述べている。

つまり、がんを恐れること、死を恐れることとは、森田の指摘するように、われわれの内の自然なるものを受容すること、そして人間としての限界を知ることであり、突き詰めれば、限りある生をあるがままに生きることなのである。

森田療法では、治療者も患者と一緒になって悩み、考える。

私自身、今回のグループワークでは、コンダクターとして参加者と悩みを共有し、どのように生きていけばよいのか考え続けた。

医師として、がんの進行した患者と向き合い続けるのは非常につらいことであり、膨大なエネルギーを必要とする。だからこそグループワークを継続していくには、自分自身のなかにがんという病をどのように捉えるかというある種の哲学と、人はどのようにして生きて死んでいくものなのかという死生観が不可欠だった。これらなしにはとても治療者としての自分を支えることができなかったと思う。その意味で、森田療法における生と死の考え方は、大きな支えとなった。

がんという病を私なりに捉える上で、今に至るまで重要な契機となった出来事がある。約30年前のことである。当時、私はまだ臨床医として駆け出しの頃、がん専門病院で「余命1ヵ月」と宣告された60代の末期皮膚がんの患者さんを担当することになった。その患者さんは男性で、仕事一筋にひたむきに生きてきた方であり、医師として人間として未熟だった私に多くのことを教えてくれた。

一人ひとりの人生がいかにかけがえのないものであり、その人にとって現に「生きてきた人生」がいかに大切なものであるか。そして、人生が終焉を迎えようとしている時に立ち会う治療者にできることは何なのか。この一つの出会いをきっかけに、私は考え始めたように思う。

そして、治療者がもっとも大切にすべきことは、患者さんのそばにいて話に耳を傾けること、その人の「生きてきた人生」を唯一無二のものとして尊重すること、その人の存在を温かく愛しむ心を持つことの3つではないかと結論するようになった。

人生の最期まで私に向けて話をしてくれた患者さんたち、その一人ひとりにあるがままの生と死があった。

私の姉は50才でがんで亡くなっている。姉が最期に残した「治らへん」という言葉は今も耳に残っている。

「死の受容」は、本当にあるのだろうか？

がんで亡くなる人は皆、死を受容しているのだろうか？

一人の人間として、医師として、がんを患い人生道半ばで亡くなる人を見てきて、私はキューブラー・ロスが唱えた「死に至る」プロセス、特に「死の受容」に疑問を抱くようになった。人が死を迎えるに際しては、「死の受容」よりもむしろ、それまで「生きてきたこと」に対する承認＝「生の証」の方が大切なのではないか。そう考えるようになったのである。

病と共に生きることは、治療者である私たちが思うより以上に辛く、苦しいことも多い。度重なる自殺未遂の末に自死したうつ病患者のお嬢さんがある時、私に「母はやっと楽になったのです」と話してくれた。「生きる意味が見出せない」と悩み、自死を考える人もいる。「人の役に立てないと生きていけない」と考える人もいる。がんという病によって生きることの大切さを知り、「がんになってよかった」という人もいる。だがその一方で多くのがん患者が、死と直面しゆれながら、もっと生きたいという思いを残し亡くなっている。

遺伝子が一人ひとりに固有のものであるのと同様に、自分の細胞が変異したがんという病も一人ひとりで異なる。そして、がんと共に生きていくプロセスも、またそれぞれに固有の「あるがままの生」となる。

本書が、そのかけがえのない「あるがままの死」を、孤独のなかで迎える患者さんが一人でも減ることに役に立てばと切に願っています。

本書では、たくさんのがん患者の方々の「あるがままの生」と「あるがままの死」を紹介しています。この場を借りて紹介させていただいた方々一人ひとりに心から深く感謝を申し上げます。またグループワークの実施を快諾していただいた帯津良一先生と帯津三敬塾クリニックのスタッフの皆さんにも感謝いたします。さらに刊行に際して助成を受けた多田記念財団及び貴重な手助けをいただいた編集者の鈴木円香さんにも感謝申し上げます。最後に本書の発刊にあたり貴重な助言をいただいた白揚社の上原弘二さんに謝意を表します。

板村論子

10　森田正馬「生の欲望」内「164虚偽と真実」(『森田正馬全集　第7巻』(白揚社　1975) p.424))

11　森田『神経質の本態と療法』(3章註9参照) 附録より。

12　以降形外会に関する引用は、すべて高良武久ほか編『森田正馬全集　第5巻』(2章註1参照) より。

13　野村章恒『森田正馬評伝』(白揚社　1974)

14　瀬戸行子「我が師・森田先生」(森田正馬生誕百年記念事業会編『形外先生言行録　森田正馬の思い出』(白揚社　1975) より)

■付録　神経症性障害とがんの体験

1　スーザン・ソンタグ『隠喩としての病い・エイズとその隠喩』(富山太佳夫訳　みすず書房　1992)

2　伊丹仁朗「がん症例への森田療法的援助――有効であった特徴的5症例」(日本森田療法学会誌3；157-161、1992)

3　平山正実「生と死の教育（デス・エデュケーション）について――よりよきサンコオンコロジスト（精神腫瘍医）になるために」(臨床精神医学33；667-673、2004)、窪寺俊之『スピリチュアルケア入門』(三輪書店　2000)

4　平山「生と死の教育（デス・エデュケーション）について」(付録註3参照)

5　新福尚武「森田療法で起こりがちな“精神療法的副作用”」(精神療法6；16-23、1980)

6　帯津良一『あるがままに生き　死を見つめる　7つの教え』(講談社　2005)

7　第18回形外会より（高良武久ほか編『森田正馬全集　第5巻』(2章註1参照))

回復と養生　中井久夫選集』（星和書店　2000）より）
7　山田了士「精神症状の評価とマネージメント」（大西秀樹編『サイコオンコロジー』（中山書店　2010）pp.49-58）
8　北西憲二『慢性うつ病からの離脱と森田療法』（講談社　2013）
9　森田正馬『神経質の本態と療法』（白揚社　2004）

■4　三人三様の生と死をめぐって

1　Yalom ID, Vinogradov S, “Interpersonal group psychotherapy.”（Kaplan HI, Sadock BJ (Eds), *Comprehensive Group Psychotherapy*, 3rd Ed. (Williams & Wilkins, 1993) より）
2　渡辺久子『母子臨床と世代間伝達』（金剛出版　2000）
3　明智龍男「進行・終末期がん患者に対する精神療法」（精神神経学雑誌 106；123-137、2004）、NCCN 腫瘍学臨床実践ガイドライン「精神的苦痛の管理」（2008）
4　佐々木恵雲『臨床現場の死生観』（法蔵館　2012）

■5　森田療法の死生観

1　北西憲二「死生観と医療——森田療法の立場から」（日本統合医療学会誌 7；1-7、2014）
2　柳田邦男『「死の医学」への序章』（新潮社　1990）
3　ウラジミール・ジャンケレヴィッチ『死』（仲澤紀雄訳　みすず書房　1978）
4　ウラジミール・ジャンケレヴィッチ『死とは何か』（原章二訳　青弓社　1994）
5　北西憲二『回復の人間学——森田療法による「生きること」の転換』（白揚社　2012）
6　森田『神経質の本態と療法』（3 章註 9 参照）附録より。
7　森田正馬「神経質及神経衰弱の療法」（高良武久ほか編『森田正馬全集　第 1 巻』（白揚社　1974））
8　中村元『原始仏教——その思想と生活』（NHK 出版　1970）
9　森田『神経質の本態と療法』（3 章註 9 参照）附録より。

んや生活習慣病や難病患者の増加、細分化・高度化した医療に伴った医療費の増大により、政府もようやく未来型の医療として統合医療に向かうようになっている。

7　島薗進「スピリチュアルケアの役割とレジリエンス」（精神経誌117(8)；613-619、2015）

8　ニニ・レイクほか『癒しとしての悲しみ——愛着、喪失、悲嘆の作業』（平山正美・長田光展監訳　岩崎学術出版社　1998）

9　ヘザー・ジム「がん経験に利点を発見する——心的外傷後の成長」（ケネス・ミラー編『がんサバイバー』（勝俣範之監訳　医学書院　2012）pp.41-53）

■3　がんサバイバーとその人生

1　今回の聞き取り調査では、「生きがい療法実践会」の主催者である伊丹仁郎氏に趣旨を説明し、適当と思われる人を紹介していただいた。「生きがい療法」については、伊丹仁朗『生きがい療法でガンに克つ』（講談社　1988)、『元気印の闘病法』（山陽新聞社　1991）を参照。

2　がん患者とその家族、遺族の会で、「生きがい療法実践会」の参加者を中心に1988年から主に関東地区で活動している自助グループ。2012年に活動中止。

3　柳原和子『がん患者学Ⅰ——長期生存患者たちに学ぶ』（中公文庫　2004）

4　甲状腺機能亢進症の患者にはがんの発生が非常に少ないという発表からヒントを得て、内科、皮膚科医の森時孝医師が開発した療法。MMKヨードは生体の防御力（免疫力など）を高めると同時に、がん細胞にも直接作用すると考えられている。帯津良一編著『がんを治す大辞典』（二見書房　1997）を参照。

5　人型結核菌から抽出された物質でSSM（Specific Substance, Maruyama）とも呼ばれ、元来は結核やらい病の治療のために開発されたもの。らい病患者にがんの発生が少ない点に注目して、がん治療にも使われるようになった。帯津編著『がんを治す大辞典』（3章註3）を参照。

6　中井久夫、永安朋子「養生を念頭においた精神科治療」（『分裂病の

ー、ユナニ医学、ホメオパシー、ナチュロパシー、精神療法、音楽療法、アロマテラピー、カイロプラクティック、オステオパシー、鍼灸、サプリメント、食事療法、気功など多種多様なものが含まれている（日本統合医療学会編『統合医療――理論と実践』（日本統合医療学会　2012））。

また厚生労働省のがん研究の報告では、がん患者の約40％が何らかの相補・代替医療を使っている（厚生労働省がん研究補助金編『がんの補完代替医療ハンドブック　第3版』（日本補完代替医療学会　2012））。

6　最近では、統合医療という、医療の受け手である「人」を中心とした全体的な医療ががん治療でも求められている。統合医療は、「人」の生老病死における健康（Wellness）から病気（Illness）のゆらぎのなかで、食や栄養、運動、ライフスタイル、相補・代替医療、従来の医療、先端医療などを包括的に組み立てる医療であるが、その根底では心のあり方が重要となっている。

アメリカでは患者側からのニーズに応え、がん統合医療学会がすでに2003年に発足している（Society for Integrative oncology; https://www.integrativeonc.org）。

その背景として、アメリカでは1970年以降、近代西洋医学に基づいた医療以外を代替医療と称し、ひとつの医療体系として認め、1990年から2000年には近代西洋医学に基づいた医療を補うという意味から相補・代替医療と称するようになった。2000年以降は相補・代替医療から統合医療という方向に急速に移行していった。そして2004年には、統合医療推進の大学と研究施設、病院からなるコンソーシアムが設立された。ハーバード医科大学、ジョンズホプキンス大学、アリゾナ大学などアメリカに120ある医科大学の半数以上やMDアンダーソンがんセンターなどの施設が参加している（Academic Consortium for Integrative medicine & Health; https://www.imconsortium.org）。

日本では1990年代より、アメリカでの動きに伴い、相補・代替医療から統合医療の流れになっている。1998年には日本代替・相補・伝統医療連合会議（JACT）、2000年には日本統合医療学会（JIM）が発足し、2008年にJACTとJIMが統合して、現在の日本統合医療学会（IMJI）となった（一般社団法人日本統合医療学会：http://imj.or.jp/intro）。超高齢化、が

11　伊丹仁朗「ガン症例への森田療法的援助――有効であった特徴的5症例」（森田療法学会誌3(2)；157-162、1992）。伊丹仁朗「ガン・難治疾患と不安・死の恐怖」（森田療法学会誌4(2)；185-188、1993）

12　帯津良一『がんになっても諦めない』（世界文化社　2012）

13　南條幸弘、西本雅彦、渥美智子ほか「森田療法が奏功した癌告知の一例」（森田療法学会誌3(1)；29-3、1992）、南條幸弘「ガン患者とネオ・モリタセラピー」森田療法学会誌8(2)；225-228、1997）

14　板村論子、北西憲二「あるがん患者の森田療法に基づくグループ・ワークにおけるプロセス」（日本森田療法学会誌23；107-115、2012）

15　生活の発見会は、神経症性障害に悩む人々（当事者）が集い、⑴悩みや回復体験の共有、⑵森田理論の学習、⑶実生活で実践を主に行う自助グループである。

16　北西、板村「森田療法とグループ――病の苦悩の理解と介入法」（集団精神療法24；115-119、2008）、板村、北西「がん患者に対する森田療法に基づくグループ・ワーク」（集団精神療法25；127-130、2009）、板村、北西「あるがん患者の森田療法に基づくグループ・ワークにおけるプロセス」（1章註14参照）

17　北西「死生観と医療」（1章註2参照）

■2　がん患者のためのグループワーク

1　本章での形外会に関する引用は、すべて高良武久ほか編『森田正馬全集　第5巻』（白揚社　1975）より。

2　アーヴィン・ヤーロム『グループサイコセラピー――理論と実践』（中久喜雅文、川室優監訳　西村書店　2012）

3　北西、板村「森田療法とグループ」、板村、北西「がん患者に対する森田療法に基づくグループ・ワーク」（ともに1章註16参照）

4　小川朝生「コンサルテーションの基本」（大西秀樹編『サイコオンコロジー』（中山書店　2010）pp.13-25）

5　相補・代替医療は、厳密な定義はないが、民間療法やサプリメントを含め「一般的な従来の医療と見なされない、さまざまな医学・ヘルスシステム、施術、生成物質など」とされる。中国伝統医学、アーユルベーダ

註

■1　がんと森田療法

1　Liebenberg J, "Morita-based Therapy for People with Incurable Cancer," *Journal of Morita Therapy* 11(2) (2000).

2　入院森田療法の第１期においては、およそ１週間にわたり、食事とトイレ以外は終日横になっていることを要請される。テレビ、パソコン、スマートフォン、新聞などを通じて外部の情報に接することも禁じられる。この臥褥のあとに、軽い作業期、作業期、社会復帰期が続く。北西憲二「死生観と医療――森田療法の立場から」（日本統合医療学会誌７；1-7、2014）を参照。

3　伊丹仁朗『絶対あきらめないガン治療・30の可能性』（三五館　2011）

4　Saunders C (Forword), Dolye D, Hanks GWC, MacDonald N (Eds), *Oxford Textbook of Palliative Medicine* 2nd ed., Oxford University Press (1997).

5　新福尚武「森田療法で起こりがちな"精神療法的副作用"」（季刊精神療法 6(1)；16-23、1980）

6　内富庸介「精神腫瘍学概論」（大西秀樹編『サイコオンコロジー』（中山書店　2010）pp.2-12）

7　ヴィクトール・フランクル『死と愛――実存分析入門』（霜山徳爾訳　みすず書房　1987）

8　マギー・ワトソンほか編『がん患者の心理療法ハンドブック』（内富庸介ほか監訳　医学書院　2013）より「意味中心グループ心理療法」（岡島美朗訳）

9　岸本寛史『癌と心理療法』（誠信書房　1999）

10　エリザベス・キューブラー・ロス『死ぬ瞬間――死とその過程について』（鈴木晶訳　中公文庫　2001）

本書について

本書の執筆担当は以下の通りである。

1章　北西
2章　北西、板村
3章　北西
4章　板村、北西
5章　北西、板村（北西憲二「死生観と医療――森田療法の立場から」日本統合医療学会誌 7; 1-7 2014 を加筆訂正したものである）
付録　北西（北西憲二「森田療法における回復過程の研究――がんという病いの関連から」日本森田療法学会誌 18; 133-142, 2007 を改変したものである）

北西憲二（きたにし　けんじ）

森田療法研究所・北西クリニック院長。東京慈恵会医科大学医学部卒業後、同大学附属第三病院にて入院森田療法を行う。１９９６年森田療法研究所・北西クリニック（外来森田療法専門クリニック）を開設。２００１年から10年間、日本女子大学人間社会学部教授。主な著書に『我執の病理』、『回復の人間学』（ともに白揚社）、『慢性うつ病からの離脱と森田療法』（講談社）、『森田療法を学ぶ』（金剛出版）などがある。

板村論子（いたむら　ろんこ）

安田病院心療内科、統合医療アール研究所所長。関西医科大学卒業、京都大学大学院博士課程修了、医学博士。マウントシナイ医科大学留学、東京慈恵会医科大学、帯津三敬三敬塾クリニック院長を経て現職。日本皮膚科学会認定皮膚科専門医、日本心療内科学会上級登録医・評議員、日本心身医学会専門医、日本森田療法学会認定医。日本統合医療学会認定医・理事。日本ホメオパシー医学会専門医・専務理事。日本人初の英国Faculty of Homeopathy専門医（MFHom）。２０１４年度アリゾナ大学統合医療プログラムAssociate Fellow修了。訳書に、Swayne編『国際ホメオパシー医学事典』、ローズほか『女性のためのホメオパシー』（ともに共訳　エンタプライズ）、メイズ『妊娠力　心と体の8つの習慣』（監訳　東京堂出版）など。

ISBN 978-4-8269-7160-7

がんという病《やまい》と生《い》きる

二〇一六年七月二〇日　第一版第一刷発行

著者　北西《きたにし》憲二《けんじ》・板村《いたむら》論子《ろんこ》

発行者　中村　幸慈

発行所　株式会社　白揚社
〒101−0062　東京都千代田区神田駿河台1−7
電話03−5281−9772　振替00130−1−25400

装幀　Malpu Design（清水良洋）

印刷・製本　中央精版印刷株式会社